reinhardt

Praxis der Sprachtherapie und Sprachheilpädagogik

Band 10

Herausgegeben von Prof. Dr. Manfred Grohnfeldt,
Ludwig-Maximilians-Universität, München

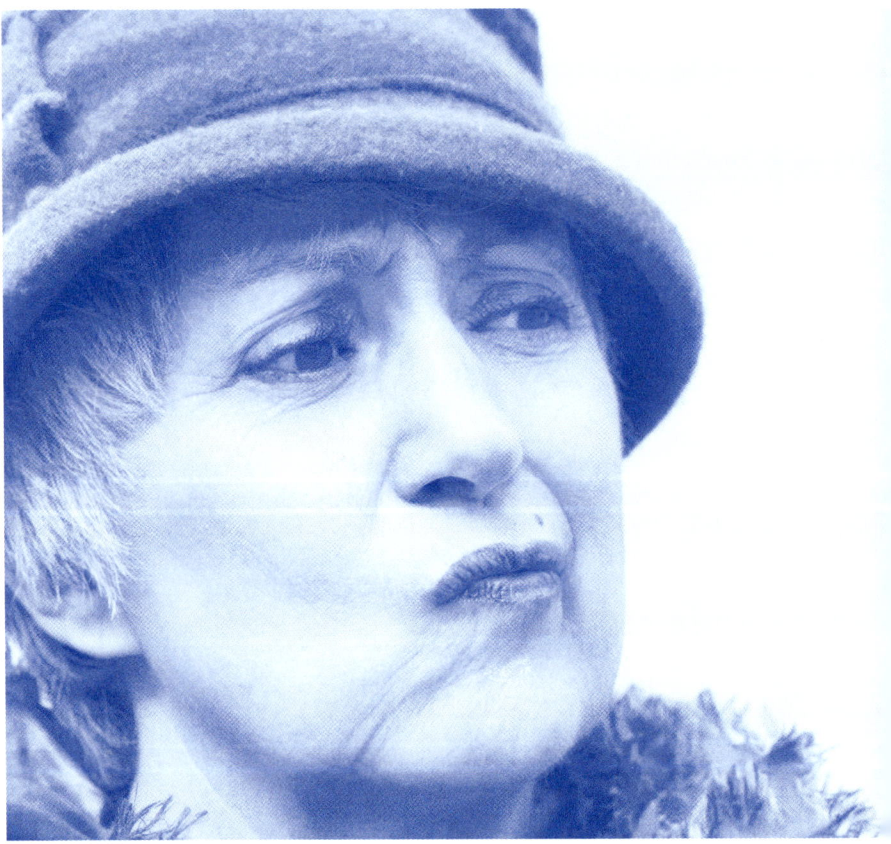

Sandra Schütz

Kommunikationsorientierte Therapie bei Aphasie

Mit 11 Abbildungen und 24 Tabellen

Mit Online-Kopiervorlagen

Ernst Reinhardt Verlag München Basel

Dr. phil. Sandra Schütz, Sprachheilpädagogin M.A., ist am Lehrstuhl für Gehörlosen- und Schwerhörigenpädagogik der Ludwig-Maximilians-Universität München tätig. Sie hat mehrere Jahre als Sprachtherapeutin in der neurologischen Rehabilitation gearbeitet.

Bibliografische Information der Deutschen Nationalbibliothek

Die Deutsche Nationalbibliothek verzeichnet diese Publikation in der Deutschen Nationalbibliografie; detaillierte bibliografische Daten sind im Internet über <http://dnb.d-nb.de> abrufbar.
ISBN 978-3-497-02398-1 (Print)
ISBN 978-3-497-60131-8 (E-Book)

Printed in Germany
Reihenkonzeption Umschlag: Oliver Linke, Hohenschäftlarn
Cover unter Verwendung eines Fotos von © laurent hamels – Fotolia.com
Abb. 6 und 9a–c: Fotos von Johannes Haslinger
Satz: Arnold & Domnick, Leipzig

Ernst Reinhardt Verlag, Kemnatenstr. 46, D-80639 München
Net: www.reinhardt-verlag.de E-Mail: info@reinhardt-verlag.de

Inhalt

Verwendung der Icons

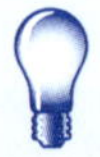
Tipp

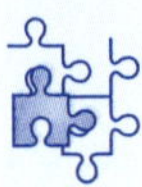
Fallbeispiel / Beispiel

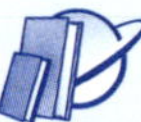
Informationsquellen print und online

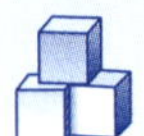
Praxis- oder Arbeitsmaterial

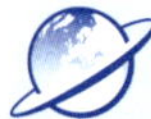
Zusatzmaterial auf http://www.reinhardt-verlag.de

Vorwort

Bislang liegen im deutschsprachigen Raum nur einige Beiträge und wenige Bücher zum Thema „kommunikationsorientierte Aphasietherapie" vor, die zudem selten Aufschluss über die tatsächliche Umsetzung in den Therapiealltag geben. Der vorliegende Band schließt diese Lücke, indem er einen umfassenden Überblick über die Grundlagen, Diagnostik, Therapie und Beratung bei Aphasie mit einem besonderen Fokus auf den kommunikationsorientierten Ansatz gibt. Mit Hilfe von Fallbeispielen, praktischen Tipps und Materialideen stellt das Buch eine Theorie-Praxis-Verbindung her und vermittelt somit Anregungen für eine konkrete kommunikationsorientierte Arbeit mit aphasischen Klienten und deren Angehörigen. Es werden zudem Hinweise gegeben, wie eine kommunikationsorientierte Aphasietherapie mit linguistischen Methoden verknüpft werden kann.

In die Buchkapitel fließen zum einen Erfahrungen in der klinischen Arbeit mit Menschen mit Aphasie und ihren Angehörigen vom Zeitpunkt der Stroke-Unit bis hin zur ambulanten Therapie ein. Zum anderen werden Diskussionspunkte aus meinen Seminaren an der Universität München sowie aus Gastvorträgen und Workshops auf Fachtagungen einbezogen. Wichtige Ideen entstanden durch den Austausch mit dem Aphasieverband sowie durch die Mitarbeit in der Redaktion der Zeitschrift „Aphasie und verwandte Gebiete". Insbesondere aber verdanke ich den Klienten und deren Angehörigen wertvolle Anregungen für eine kommunikations- und alltagsorientierte Aphasietherapie.

Dieses Praxiswerk richtet sich sowohl an Sprachtherapeutinnen, die bereits klinische und praktische Erfahrung mit Aphasietherapie haben, als auch an Berufseinsteigerinnen und Studierende. Für wissenschaftlich Tätige kann das Buch Impulse für neue Lehrinhalte und Forschungsfragen setzen.

Ein besonderer Dank gilt an dieser Stelle Prof. Dr. Manfred Grohnfeldt, dem Herausgeber der Reihe „Praxis der Sprachtherapie und Sprachheilpädagogik", sowie dem Ernst Reinhardt Verlag für die gute Zusammenarbeit. Ich danke Herrn Priv.-Doz. Dr. Ernst de Langen für die inhaltlichen Anmerkungen sowie Karlheinz Bedall, Bettina Achhammer und Hanna Jakob für die sorgfältige Durchsicht des Manuskripts. Die bereichernden Fotographien im Buch lieferte Johannes Haslinger. Wichtige Hinweise brachten meine Kolleginnen ein. Schließlich möchte ich mich bei meiner Familie und meinen Freunden für ihre Unterstützung bedanken.

Mit Blick auf die Mehrheitsverhältnisse im Berufsfeld wurde aus Gründen der besseren Lesbarkeit bei den Berufsbezeichnungen konsequent die weibliche Schreibweise gewählt. Selbstverständlich ist stets auch die männliche Form mitgedacht. Umgekehrtes gilt, wenn von den Aphasie-Betroffenen die Rede ist, da dort der Anteil an Männern überwiegt.

München, im Juni 2013, Sandra Schütz

1 Grundlagen zur Aphasie

1.1 Basiswissen

Definition, Häufigkeit, Betroffene

Definition

Aphasie ist eine Sprachstörung, die nach abgeschlossenem Spracherwerb auftritt und auf eine Schädigung des zentralen Nervensystems zurückzuführen ist (Huber et al. 2006).

Inzidenz

Bei Angaben zur Verbreitung dieser Sprachstörung orientiert man sich meist an den Quellen zum Krankheitsbild des **Schlaganfalls** als der häufigsten Ursache der Aphasie (Kap. „Lokalisation von Sprache und Ätiologie der Aphasie") da hierfür eine gute Datenlage existiert. Nobis-Bosch et al. (2012) beziehen sich auf das Erlanger Schlaganfallregister und nennen als Inzidenzrate des Schlaganfalls 175 pro 100.000 Einwohner. Der Anteil der Personen, die dabei von einer akuten Aphasie betroffen sind, wird in der Literatur zwischen 15,2 % und 38 % angegeben. So kann mit rund 50.000 Neuerkrankungen von Aphasien im Jahr allein nach Schlaganfall gerechnet werden. Zählt man alle Krankheitsursachen zusammen, gehen Huber et al. (2006) von 80 akut neu an Aphasie erkrankten Personen pro 100.000 Einwohner aus.

Prävalenz

Die Gesamtzahl der Menschen mit Aphasie in Deutschland beträgt zwischen 120 und 160 Betroffene je 100.000 Einwohner. Umgerechnet auf die deutsche Gesamtbevölkerung (ca. 82,5 Millionen) sind das ca. 100.000 Personen (Huber et al. 2006). Die Aphasie gewinnt dadurch nicht nur eine individuelle, sondern auch eine gesellschafts- und gesundheitspolitische Relevanz.

Nur rund ein Drittel der Schlaganfälle ereignen sich vor dem 65. Lebensjahr, sodass Aphasien tendenziell eher im Rentenalter auftreten.

Geschlechterverteilung

Männer erleiden dabei dreimal so häufig einen Schlaganfall wie Frauen. Auch Schädel-Hirn-Verletzungen nach Unfällen, in deren Folge eine Aphasie auftreten kann, betreffen v. a. junge Männer zwischen 15 und 25 Jahren. Dementsprechend ist der Anteil an männlichen Personen mit Aphasie insgesamt größer.

Blickt man auf dementielle Erscheinungen und die Entstehungshäufigkeit einer primär progressiven Aphasie, ist davon auszugehen, dass mehr Frauen betroffen sind, da ihre Lebenserwartung über der von Männern liegt (Huber et al. 2006).

Lokalisation von Sprache und Ätiologie der Aphasie

Lokalisation

Die **linke Hirnhälfte** gilt bei 96 % der Rechtshänder als die sprachdominante Hemisphäre. Das „Sprachzentrum" ist um die linke seitliche Hirnfurche (Fissura sylvii) angeordnet und bezieht Teile des Frontal-, Temporal-, Parietal- und Okzipitallappens sowie den Inselkortex und das unter den genannten Bereichen liegende Marklager (z.B. Stammganglien) mit ein (Huber et al. 2002).

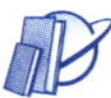

Abbildungen und genauere Erläuterungen finden sich bei Huber et al. (2002) und Huber et al. (2006).

Mittels bildgebender Verfahren lösen netzwerkartige Vorstellungen zur Lokalisation der Sprache im Gehirn jedoch die ursprünglichen lokalisationstheoretischen Annahmen zunehmend ab. Die Frage nach der Zuordnung von Sprache zu bestimmten Bereichen des Gehirns ist aber noch längst nicht abgeschlossen (Goldenberg 2007).

Zur vertieften Lektüre zum Thema „Sprache und Gehirn" empfiehlt sich der Beitrag von Rupp (2012).

Händigkeit

Bei 70 % der Linkshänder ist die Sprachfähigkeit ebenfalls linkskortikal lokalisiert (Mc Carthy / Warrington 1990). Beim übrigen Teil befinden sich die bedeutsamen Strukturen zu 15 % in der rechten Hirnhälfte oder sind zu 15 % auf beide Hemisphären verteilt. Zwischen der Händigkeit und der sprachdominanten Hirnhälfte besteht zwar ein Häufigkeits-, jedoch kein kausaler Zusammenhang.

Ursachen

Die Aphasie kann durch verschiedene Ursachen ausgelöst werden (Tab. 1).

gekreuzte Aphasie

Wenn nach einer rechtshirnigen Schädigung eine Sprachstörung auftritt, spricht man von einer gekreuzten Aphasie (Goldenberg 2007).

Tab. 1: Ursachen für Aphasie (nach Bartels 2009; Klingelhöfer/Bertele 2009; Schneider et al. 2012)

Ursache (Häufigkeit)	**Beschreibung**
Schlaganfall (80%)	1. **Ischämie** (Mangeldurchblutung) sprachrelevanter Hirnregionen (ca. 80% der Fälle) – Die linke mittlere Hirnarterie, die Arteria cerebri media, versorgt den Großteil der linken Hemisphäre und entsprechend auch die sprachrelevanten Areale. In selteneren Fällen können auch bei Ischämien der vorderen oder hinteren Hirnarterie (Arteria cerebri anterior und posterior) Aphasien auftreten. – Ursachen für die Enge bzw. Verstopfung eines hirnversorgenden Gefäßes: a) meist Verstopfung durch Embolus, d.h. durch ein Teilchen, das vom Herzen über die Blutbahn ins Gehirn gerät oder b) Arteriosklerose (Verkalkungen der Gefäße) 2. **Hämorrhagischer Insult** (Blutung) (ca. 20% der Fälle): – Subarachnoidalblutung (SAB): Blutung zwischen der weichen Hirnhaut und dem Hirngewebe – intrazerebrale Blutung (ICB): Blutung im Gehirn selbst, z.B. durch ein geplatztes Aneurysma (Ausbuchtung eines Gefäßes)
Schädel-Hirn-Trauma (10%)	– Gehirnerschütterung bzw. -quetschung – Sekundär kann eine Hirnblutung auftreten. – Ursachen: Unfälle im Straßenverkehr (z.B. Autounfall), Arbeitsunfälle (z.B. Sturz vom Dach), Sportverletzungen (z.B. beim Skifahren), Gewalteinwirkungen
Hirntumor (10%)	– strukturelle Veränderung im Gehirn – durch Raumforderung eines Tumors, z.B. eines Meningeoms – Auch nach der Tumorresektion (Entfernung) können Aphasien auftreten.
entzündliche Erkrankung	– Enzephalitis (Entzündungen des Gehirns), z.B. bei Herpes-simplex-Enzephalitis – Meningitis (Entzündung der Hirnhäute)
Hypoxie	– Sauerstoffmangel im Gehirn, z.B. bei Ertrinkungsunfällen, Verschlucken, Strangulation
Hirnatrophie	– fortschreitende Abbauprozesse des Gehirns – Je nach Autoren wird die Hirnatrophie zu den Ursachen einer Aphasie gezählt, oder aber als Grund für eine zentrale nicht-aphasische Sprachstörung gesehen.
Epilepsie	– je nach Ausmaß kurzfristige oder länger anhaltende aphasische Symptomatik

Aphasie im Spiegel der International Classification of Functioning, Disability and Health (ICF)

Definition

Die **Internationale Klassifikation von Funktionsfähigkeit, Behinderung und Gesundheit (ICF)** wurde von der Weltgesundheitsorganisation (WHO) im Jahre 2001 verabschiedet (DIMDI 2005). Dieses Rahmenpapier stellt einen Paradigmenwechsel in der Medizin vom störungsfokussierten zum biopsychosozialen Modell dar. Es legt das Verständnis von Krankheit als Gesundheitsproblem grundlegend neu aus.

Ebenen

Die ICF stellt eine gute Grundlage dar, um das komplexe Phänomen „Aphasie" auf mehreren Ebenen zu beschreiben und eine kommunikations- und teilhabeorientierte Aphasietherapie zu rechtfertigen:

- auf der Struktur- und Funktionsebene: Aphasie als **Sprachstörung**
- auf der Aktivitätsebene: Aphasie als Beeinträchtigung der **Kommunikationsfähigkeit**
- auf der Partizipationsebene: Aphasie als Behinderung der **Teilhabe** an der Gesellschaft sowie weitere psychosoziale Folgen für die Betroffenen und Familienmitglieder

Kontextfaktoren

Außerdem betont die ICF die Bedeutung der Kontextfaktoren für ein bestehendes Gesundheitsproblem, hier also für die Aphasie:

- **Personfaktoren:** Eigenschaften und Erfahrungen der Person, z. B. Alter, Geschlecht, Ausbildung, bisheriger Umgang mit schwierigen Situationen (sog. Coping-Strategien)
- **Umweltfaktoren:** Umfeld der Person, z. B. Lebenspartner, Familie, Beruf, bauliche Umgebung

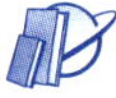

Die ICF kann kostenlos im Internet auf der Homepage des Deutschen Instituts für medizinische Dokumentation und Information (DIMDI 2005) angesehen und heruntergeladen werden. Zur Anwendung der ICF-Kodierungen bei Aphasie finden sich Informationen bei Moriz et al. (2009).

1.2 Aphasie als Sprachstörung

Neurolinguistische Symptome

Definition

Linguistisch gesehen gilt Aphasie als eine Störung der Sprache, die sowohl das Sprachverständnis und das Sprechen als auch das Lesen und Schreiben in unterschiedlichem Maße betrifft (supra- und multimodale Störung) (Huber et al. 2006).

Die Auffälligkeiten zeigen sich auf den einzelnen sprachsystematischen Ebenen Phonologie, Semantik, Morphologie und Syntax sowie im Kommunikationsverhalten (Huber et al. 2006):

- Wortfindungsstörungen
- conduit d' approche (bedeutungs- oder lautmäßige Annäherung an das gesuchte Wort)
- conduit d' écart (bedeutungs- oder lautmäßiges Abdriften vom gesuchten Wort)
- Umschreibungen
- semantische Paraphasien (bedeutungsmäßige Wortverwechslungen)
- phonematische Paraphasien: Laute werden
  - hinzugefügt (Addition),
  - ersetzt (Substitution),
  - ausgelassen (Elision) oder
  - umgestellt (Metathese).
- semantische Neologismen (Wortneuschöpfungen)
- phonematische Neologismen (Wortneuschöpfungen)
- semantischer oder/und phonematischer Jargon
- Agrammatismus
  - Auslassen von Wörtern, meist Funktionswörtern, wie Artikel, Präpositionen, Konjunktionen
  - kurze Sätze, meist ein bis drei Wörter
  - fehlende Kasus-Markierungen an Nomen, Artikeln, Adjektiven, Pronomen
  - fehlende Flexionen (Beugung) des Verbs
  - Satzabbrüche
- Paragrammatismus
  - lange Sätze mit Nebenordnungen (Parataxe)
  - Satzverschränkungen: mehrere Sätze in einem Satz verschachtelt, wobei ein Satzteil für beide Sätze verwendet wird
  - Mehrfachnennungen: Wörter oder Satzteile werden mehrmals im Satz eingebaut, obwohl dies gar nicht erforderlich wäre
  - falsche Konjugationen an Nomen, Artikeln, Adjektiven, Pronomen und Flexionsformen des Verbes

- Echolalie (Wiederholung eines Wortes oder einer Äußerung des Gegenübers)
- Perseverationen (ungewolltes Wiederholen eines zuvor benutzten Wortes zu einem späteren Zeitpunkt)
- Floskeln (feststehende oder individuelle Phrasen, die die Sprachflüssigkeit aufrechterhalten)
- Stereotypien (feste sprachliche Muster, die adäquat im Kontext verwendet werden)
- Sprachautomatismen (feste sprachliche Muster, die ohne Bezug zum Kontext eingesetzt werden)
- recurring utterances (Wiederholungen von Silben, Wörtern oder Satzteilen ohne Kontextbezug)
- Logorrhö (überschießende Sprachproduktion)
- nichtflüssige Sprachproduktion (Pausen, wenige Wörter)
- Sprachanstrengung

Schriftsprache

Nach einer Hirnschädigung können neben den lautsprachlichen Einschränkungen auch Funktionen in der Schriftsprache beeinträchtigt sein.

Definition

Liegt eine Störung des Lesens oder Schreibens vor, ohne dass eine Aphasie besteht, spricht man von einer **peripheren Alexie bzw. Agraphie**. Die Ursachen dieser Beeinträchtigungen sind im Bereich der visuellen Informationsverarbeitung oder der graphomotorischen Ausführung zu suchen. Wenn die Einschränkungen in der Schriftsprache mit einer Aphasie einhergehen, handelt es sich um eine **zentrale Alexie bzw. Agraphie**. Hierfür sind sprachliche Prozesse ursächlich.

In der Literatur werden die Begriffe Alexie / Agraphie und Dyslexie / Dysgraphie austauschbar und häufig synonym verwendet. Die Internationale Klassifikation der Krankheiten (ICD-10) entscheidet sich für die erste Variante. Das vorliegende Buch lehnt sich daran an.

Tabelle 2 zeigt eine mögliche Klassifikation der Schriftsprachstörungen. In der Klinik treten aber häufig Mischformen auf, sodass eine eindeutige Zuordnung erschwert ist.

Zahlenverarbeitung

Durch eine Aphasie kann es auch zu Schwierigkeiten beim Verstehen, Sprechen, Lesen und Schreiben von Zahlwörtern und somit zu einer Störung der Zahlenverarbeitung auf verschiedenen Ebenen kommen:

- lexikalische Ebene: Zahlen oder Ziffern werden ersetzt, z. B. „3" statt „30", „18" statt „14"

Tab. 2: Einteilung von Schriftsprachstörungen (in Anlehnung an Schneider et al. 2012)

Art der Schriftsprachstörung	Erklärung
periphere Schriftsprachstörungen	
hemianopische Alexie/Agraphie	durch einen Gesichtsfeldausfall bedingte Lese- bzw. Schreibstörung
Neglect-Alexie	durch die Störung der visuellen Aufmerksamkeit in der linken räumlichen Hälfte bedingt
reine Alexie	isolierte Lesestörung: – Es wird nicht erkannt, um welche Buchstaben es sich handelt. – buchstabierendes Lesen – Auslassungen – Verwechslungen visuell ähnlicher Wörter – Lesesinnverständnisstörungen (wenn das Lesesinnverständnis teilweise erhalten ist, spricht man von einer zentralen Störung) – aber: korrektes Schreiben
reine Agraphie	isolierte Schreibstörung: – Betroffene wissen nicht mehr, wie man Buchstaben schreibt. – Buchstaben werden mit Mühe, unsicher und oft falsch konstruiert geschrieben. – tritt sehr selten auf
zentrale Schriftsprachstörungen	
globale Alexie	schwere Störung des Lesens: – Der Eigenname oder die Adresse werden u. U. erkannt. – Hochfrequente Wörter können u. U. gelesen werden. – selten richtige Zuordnung von Wort zu Bildkarten – Nullreaktionen oder Neologismen beim Lauten Lesen
globale Agraphie	– Der Eigenname kann nicht geschrieben werden. – sinnlose Aneinanderreihung von Buchstaben, Perseverationen
Tiefenalexie/ -agraphie	– ganzheitliches wortweises Lesen bzw. Schreiben – Verwechslungen des Zielworts durch semantisch verwandte Wörter – Vertrautheitseffekt (je vertrauter die Wörter, desto besser die Lese- bzw. Schreibleistung) – Nicht-Wörter können nicht gelesen werden.
Oberflächenalexie/ -agraphie	– einzelheitliches lautierendes Lesen bzw. Schreiben – Regularisierungsfehler, Fehler bei unregelmäßigen Wörtern – phonematische Verwechslungen – nur leichte Schwierigkeiten bei regelmäßigen Wörtern und Nicht-Wörtern
phonologische Alexie/Agraphie	– einzelheitliches Lesen bzw. Schreiben gestört – Probleme bei Wörtern, die nicht ganzheitlich repräsentiert sind (Nicht-Wörter, abstrakte Wörter, niederfrequente Wörter) – Schwierigkeiten beim Benennen bzw. Schreiben von Buchstaben

- syntaktische Ebene: lexikalische Elemente werden falsch verknüpft, z. B. „600“ statt „106“, „405“ statt „4005“
- semantische Ebene: Die Fähigkeit, die Bedeutung von Zahlen zu erkennen, ist beeinträchtigt – z. B. Zahlen ihrer Größe nach zu ordnen, ihre Größe abzuschätzen oder sie aus dem „Weltwissen“ abzurufen.

Rechenstörung Die Zahlenverarbeitung stellt eine Grundlage für das Rechnen dar. Eine Beeinträchtigung bei der Verarbeitung von Zahlen kann so sekundär zu einer Rechenstörung (Akalkulie) führen (Kap. „Begleiterscheinungen“).

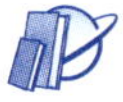

Als vertiefende Literatur zur Störung der Zahlenverarbeitung empfiehlt sich Claros Salinas / Willmes (2000).

Klassifikationssysteme

In der Literatur finden sich unterschiedliche Einteilungsmöglichkeiten von Aphasien:

1. nach Phasen
2. nach Aphasiesyndromen
3. nach dem Grad der Flüssigkeit der Spontansprache

Phasen Das Phasenmodell orientiert sich an den neurophysiologischen und neurologischen Rückbildungsprozessen nach einem Schlaganfall. Nobis-Bosch et al. (2012) geben folgende Zeiträume an:

1. **Akutphase**, welche die ersten vier bzw. sechs Wochen nach dem Ereignis umfasst und sich in eine frühe Akutphase (Woche eins und zwei nach dem Ereignis) sowie eine späte Akutphase (Woche drei und vier nach dem Ereignis) gliedern lässt;
2. **Postakutphase**, die in eine frühe (ein bis sechs Monate nach dem Ereignis) und in eine späte Phase (sieben bis zwölf Monate nach dem Ereignis) unterteilt werden kann;
3. **chronische Phase**, die ein Jahr nach dem Ereignis beginnt.

Die Phasen bei einer Aphasie verlaufen aber nicht immer derart stringent. Außerdem lassen sich die Therapieansätze diesen Phasen nicht eins zu eins zuordnen (Kap. 3).

Syndrome Eine weitere Einteilungsmöglichkeit stellt die Klassifikation nach Syndromen dar. Man geht davon aus, dass die aphasischen Symptome nicht zufällig, sondern in bestimmten Komplexen, in Syndromen, auftreten, wobei zwischen vier Standardsyndromen und Sonderformen unterschieden wird (Tab. 3).

Tab. 3: Aphasiesyndrome mit Leitsymptomen (Huber et al. 2006)

	Aphasiesyndrom	Leitsymptom
Standard-syndrome	globale Aphasie	Sprachautomatismen
	Wernicke-Aphasie	Paragrammatismus, Paraphasien, Jargon
	Broca-Aphasie	Agrammatismus, Sprechapraxie
	amnestische Aphasie	Wortfindungsstörungen
Sonder-formen	Leitungsaphasie	herausragend gestörte Nachsprechleistung mit phonematischen Paraphasien, Suchverhalten, stark reduzierte verbale Merkspanne
	transkortikale Aphasie	herausragend gute Nachsprechleistung
	transkortikal-sensorische Aphasie	unauffälliger Sprachfluss, eingeschränktes Sprachverständnis
	transkortikal-motorische Aphasie	stark eingeschränkter Sprachfluss mit gutem Sprachverständnis
	transkortikal-gemischte Aphasie	stark eingeschränkter Sprachfluss mit schlechtem Sprachverständnis

Ist die Zuordnung einer Aphasie zu einem bestimmten Syndrom nicht möglich, spricht man von einer nicht-klassifizierbaren Aphasie.

Der Syndromansatz ist im deutschsprachigen Raum durch die Verbreitung des Aachener Aphasie Tests (AAT) (Kap. 2) bekannt. Der Ansatz kann helfen, die Kommunikation über die Art der Aphasie eines Klienten, beispielsweise im Reha-Team, zu vereinfachen. Viele Aphasien lassen sich jedoch nicht eindeutig einem bestimmten Syndrom zuordnen. Außerdem hat die Zuordnung zu einem Syndrom keinerlei Konsequenzen für die Therapieplanung.

Grad der Sprachflüssigkeit

Eine dritte Einteilungsmöglichkeit, die v. a. im angloamerikanischen Raum verbreitet ist, besteht darin, Aphasien nach ihrer Sprachflüssigkeit zu beschreiben. Man differenziert flüssige und unflüssige Formen. Eine **unflüssige Sprachproduktion** ist gekennzeichnet durch:

- eine verlangsamte Sprechgeschwindigkeit
- viele Unterbrechungen
- Phrasen, die aus weniger als fünf Wörtern durchschnittlich bestehen
- eine begleitende Sprachanstrengung (Huber et al. 1983).

Abgrenzung

Die Aphasie sollte von den folgenden Störungen abgegrenzt werden:

- Dysarthrophonie
- Sprechapraxie
- zentrale nicht-aphasische Sprachstörung

Bewegungsapparat

Als **Dysarthrophonie** (häufig mit Dysarthrie abgekürzt) wird eine Funktionsstörung des Sprechbewegungsapparats bezeichnet. Die Funktionskreise Atmung (Respiration), Stimmgebung (Phonation) und Aussprache (Artikulation) sowie die Prosodie (Sprachmelodie) können auffällig sein. Die Sprech- und Stimmstörung beeinträchtigt wiederum die auditive Verständlichkeit im Alltag (Ziegler / Vogel 2010).

Programmierungsstörung

Die Aphasie muss außerdem von der **Sprechapraxie** abgegrenzt werden, die ebenso wie die Dysarthrie eine Sprechstörung darstellt, aber im Gegensatz dazu nicht erst die motorische Realisierung, sondern bereits die phonetische Programmierung der Sprache betrifft (Lauer / Birner-Janusch 2007). Das Sprachsystem selbst ist bei einer isolierten Sprechapraxie unbeeinträchtigt. Allerdings tritt das Störungsbild häufig mit einer Aphasie auf (Kap. „Begleiterscheinungen") (Aichert / Staiger 2010). Symptome sind in drei Bereichen zu beobachten:

- Störungen der Lautbildung, z. B. phonetische Entstellungen
- Störungen in der Prosodie, z. B. silbisches Sprechen
- Auffälligkeiten im Sprechverhalten, z. B. artikulatorische Suchbewegungen oder Sprechanstrengung

Zur vertieften Lektüre der **Therapie bei Sprechapraxie** bietet sich der Artikel von Staiger / Aichert (2010) an, der unter folgendem Link zu finden ist: *www.aphasie.org/upload/aphasie/files/Staiger-Aichert.pdf*, 07.03.2013.

nicht-aphasische Sprachstörung

Des Weiteren wird die Aphasie von einer **zentralen nicht-aphasischen Kommunikationsstörung** unterschieden. Diese tritt bei Störungen der Exekutivfunktionen (kognitive Prozesse der Selbstregulation und zielgerichteten Handlungssteuerung), z. B. nach Läsionen im Frontallappen oder in der rechten Hemisphäre auf. Im Gegensatz zu einer Aphasie sind keine sprachsystematischen, sondern pragmatische Symptome beobachtbar, beispielsweise

- Schwierigkeiten mit dem äußeren und inneren Zusammenhang beim Erzählen (Kohärenz, Kohäsion), thematische Sprünge, Weitschweifigkeit;

- Probleme, wichtige von unwichtigen Informationen zu unterscheiden und
- das Verstehen von Redewendungen und Methaphern im übertragenen Sinn.

Weiterführende Informationen zu zentralen nicht-aphasischen Kommunikationsstörungen finden sich bei Glindemann (2001).

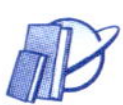

Begleiterscheinungen

Neben den von der Aphasie abzugrenzenden Störungsbildern können weitere neurologische und neuropsychologische Störungen die Aphasie begleiten (Tab. 4).

Tab. 4: Begleiterscheinungen bei Aphasie (in Anlehnung an Hartje / Poeck (2002); Goldenberg (2007))

Begleitstörungen	**Erklärung**
Dysarthrie	Sprechstörung durch Beeinträchtigung der Sprechbewegungen Die Verständlichkeit kann dadurch zusätzlich eingeschränkt werden.
Sprechapraxie	Programmierungsstörung des Sprechens Die Verständlichkeit kann dadurch zusätzlich eingeschränkt werden.
Dysphagie	durch den Schlaganfall ausgelöste Schluckstörung
motorische und / oder sensorische Hemiplegie bzw. Hemiparese	motorische Halbseitenlähmung oder/und Gefühlseinschränkungen meist der rechten Körperhälfte: – brachio-fazial (Arm und Gesicht betreffend) – beinbetont oder – durchgehend (Gesicht, Arm, Bein)
Gesichtsfeldausfall	meist Ausfall des rechtsseitigen Gesichtsfelds Unterscheidung nach Art, z.B.: – Hemianopsie (halbseitiger Gesichtsfeldausfall) oder – Quadrantenanopsie (Ausfall des oberen oder unteren Viertels des Gesichtsfelds)
Neglect	Aufmerksamkeitsstörung, in verschiedenen Qualitäten möglich, z.B. räumlich, visuell oder körperlich wenn, dann Neglect für die rechte Seite Neglect bei rechtsseitigen Hirnläsionen häufiger bildet sich nach linksseitigen Läsionen meist schnell wieder zurück
Aufmerksamkeitseinschränkung	Besonders die geteilte Aufmerksamkeit und die Konzentrationsfähigkeit sind erschwert.

Gedächtnisstörung	retrograde Störung, d. h. Störung von Gedächtnisinhalten aus der Vergangenheit, oder anterograde Störung, d. h. Störung beim Lernen und Behalten von neuen Informationen Schwierigkeiten bei sprachlicher Merkfähigkeit
Denkstörung	Denkprozesse sind gestört.
psychomotorische Verlangsamung	Verlangsamung bei Denkprozessen und Handlungen
Apraxie	Schwierigkeiten, Bewegungen oder Handlungen in der korrekten Reihenfolge auszuführen (ohne bestehende Lähmung) ideomotorische Apraxie: Nachahmen von Bewegungen beeinträchtigt ideatorische Apraxie: Ausführung von Handlungsfolgen beeinträchtigt
Störung der räumlichen Orientierung	Schwierigkeiten, sich im Raum zurechtzufinden
Akalkulie	Störung des Rechnens: Verarbeiten von Rechenzeichen, automatisierte Rechnungen durch Abruf von Zahlen aus dem Zahlenfaktenwissen, Anwendung der Grundrechenarten oder Ableitung eines Rechenwegs bei Textaufgaben mit Zahlenbezug können beeinträchtigt sein
Störung der Exekutivfunktionen	Störung in der komplexen Informationsverarbeitung: Fokussierung von Aufmerksamkeit, Treffen von Entscheidungen, Hemmen irrelevanter Informationen, rascher Wechsel zwischen Anforderungen oder Planung und Kontrolle sozialer Handlungen können beeinträchtigt sein
Störung von Affektivität und Stimmung	schwierig zu motivieren, affektlabil depressive Verstimmtheit als hirnorganische Folge oder psychoreaktiv als Reaktion auf die Belastungen
Anosognosie	fehlende Krankheitseinsicht, Schwierigkeiten werden nicht als solche wahrgenommen
Agnosie	Ein Objekt, z. B. ein Schlüssel, wird nicht als solches erkannt.

Zur vertieften Lektüre von neurologischen und neuropsychologischen Störungsbildern eignen sich Hartje / Poeck (2002) oder Goldenberg (2007).

Verlauf und Prognose

Rückbildung

Die Chance für eine spontane Rückbildung der Aphasie nimmt im Verlauf des ersten Jahres nach dem Ereignis immer weiter ab:

- **Nach einem Monat** post onset (nach dem Ereignis) stellen sich bei ca. 33 % der am Anfang von Aphasie betroffenen Personen die sprachlichen Fähigkeiten wieder her.
- Im Verlauf des nächsten Vierteljahres erholen sich weitere 10 %, d.h. **nach vier Monaten** erlangen ca. 43 % eine unauffällige Sprache zurück.
- Man geht davon aus, dass **nach zwölf Monaten** ungefähr die Hälfte der initial von Aphasie betroffenen Menschen keine Sprachstörung mehr in der Testung aufweist (Huber et al. 2006). Bei der anderen Hälfte bleibt die Aphasie langfristig, meist bis ans Lebensende, bestehen.

Formen der Rückbildung

Die Rückbildung aphasischer Symptome lässt sich anhand der neuronalen Plastizität des Gehirns erklären. Das Gehirn verfügt auch im Erwachsenenalter noch über eine gewisse Formbarkeit. Aufgrund von neurophysiologischen und neuropsychologischen Prozessen kann sich eine Aphasie deshalb trotz Schädigungen in den sprachrelevanten Hirnarealen auf verschiedene Weise funktionell zurückbilden (Huber et al. 2006):

Definition

- **Restitution:** Die ursprünglichen Funktionen werden wiederhergestellt.
- **Substitution:** Ungestörte Funktionen ersetzen die permanent gestörten Funktionen.
- **Kompensation:** Ungestörte Funktionen gleichen den Ausfall permanent gestörter Funktionen aus.
- **Reorganisation:** Erhaltene sprachliche Funktionssysteme ersetzen oder gleichen gestörte Teilsysteme und Funktionskreise aus.

Syndromwandel

Mit der Zeit verändert sich u.U. das Aphasiesyndrom. So entwickelt sich die Broca-Aphasie, seltener die Wernicke-Aphasie, mitunter zu einer amnestischen Aphasie. Die globale Aphasie kann sich in ihrem Verlauf zu einer Broca-Aphasie wandeln (für die Aphasiesyndrome vgl. Tab. 3).

Prognose

Huber et al. (2006) nennen eine Auswahl an Faktoren, die in Kombination eine Rolle bei der Rückbildung einer Aphasie spielen können:

- **Art der Ätiologie:** Krankheitsursache (z.B. tendenziell schnellere Erholung bei Blutungen im Vergleich zu Ischämien)
- **Ort und Ausmaß der Schädigung im Gehirn:** strategische Bedeutung des betroffenen Bereichs für die Sprache und Größe der Läsion
- **neurologische Begleitstörungen:** z.B. Halbseitenlähmung, sowie allgemeiner körperlicher Zustand
- **neuropsychologische Begleitstörungen:** z.B. Aufmerksamkeits- und Gedächtnisstörungen, Apraxien, psychomotorische Verlangsamung

- **Art und Schwere** der Sprachstörung: Wenn das Sprachverständnis und die Sprachproduktion am Anfang sehr schwer betroffen ist, kann der Verlauf ungünstiger ausfallen als bei leichteren Sprachstörungen nach dem Schlaganfall.
- **Alter:** Das Gehirn jüngerer Menschen verfügt im Vergleich zu älteren Personen über eine größere neuronale Plastizität.
- **Motivation:** Der Antrieb, die Sprachstörung zu verändern, kann einen Einfluss auf den Verlauf haben.
- **soziales Umfeld:** Die Unterstützung durch das Umfeld und eine positive kommunikative Umgebung wirken förderlich.

In der **Akutphase** muss vorsichtig mit der Prognose umgegangen werden, da wenig zuverlässige Aussagen zum Verlauf gemacht werden können.

1.3 Aphasie als Beeinträchtigung der Kommunikationsfähigkeit

Kommunikation

Die Sprache erfährt erst durch ihren Gebrauch eine Bedeutung. Daher ist die Aphasie nicht nur als eine Störung der Sprache, sondern auch als eine Beeinträchtigung des kommunikativen Handelns zu sehen.

Definition

Unter menschlicher **Kommunikation** versteht man einen Austausch zwischen mindestens zwei Personen. Die typischste Form der Kommunikation ist das Gespräch. Eine Person verfügt über eine funktionale Kommunikationsfähigkeit, wenn sie eine Botschaft möglichst effektiv und unabhängig vom Gesprächspartner übermitteln kann, egal mit welchen Kommunikationsmitteln (Worrall 2000).

„Pragmatisch“ bedeutet, sich an der Sprachhandlung und an den Kontexten, in denen Kommunikation stattfindet, zu orientieren. In der Literatur werden häufig auch die Begriffe „funktional“ und „kommunikationsorientiert“ verwendet.

Dialogmodell

Kooperation

Dialoge finden in einem situationalen Rahmen statt. Die dabei eingesetzten Kommunikationsmittel sind sowohl verbaler, paraverbaler als auch nonverbaler Art. Die Unterhaltung erfolgt über bestimmte Themen und bezieht z. B. Personen mit ein, die während des Dialogs an- aber auch abwesend sein können. Abbildung 1 zeigt den hier ablaufenden Kooperationsprozess in einem Dialogmodell, bei dem beide Gesprächspartner in einer Interaktion gleichzeitig aktiv sind.

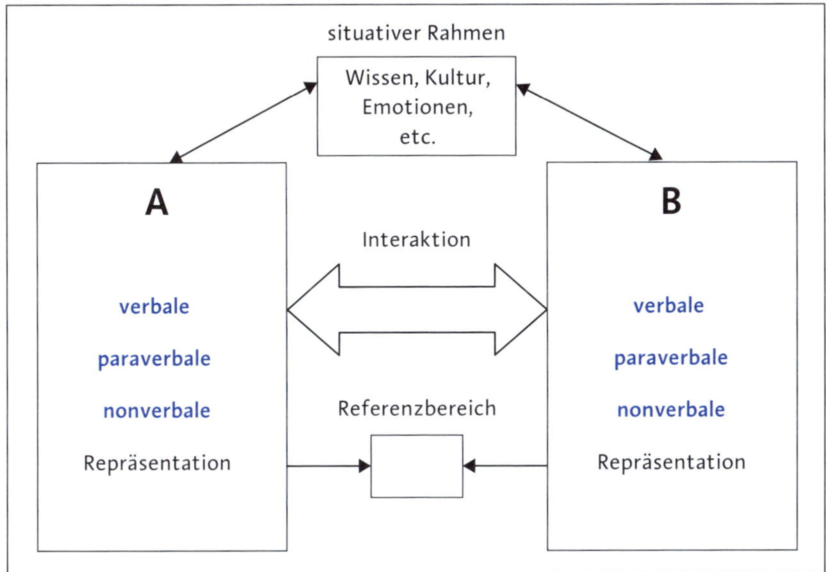

Abb. 1: Dialogmodell (in Anlehnung an Pickering/Garrod 2004; Strohner 2006)

Gesprächspartner

Aus dem Kooperationsprinzip lässt sich ableiten, dass bei der aphasischen Kommunikation dem sprachgesunden Gesprächspartner eine besondere Aufgabe zukommt. Er ist genauso, wenn nicht noch mehr als sein Gegenüber, für den Erfolg der Verständigung verantwortlich. Daher spielt die Beratung der Angehörigen sowie deren Schulung in einem Kommunikationstraining in der Therapie eine wichtige Rolle (Kap. 3).

Multimodalität der Kommunikation

Kommunikation verläuft auf verschiedenen Ebenen, d. h. multimodal (Heinemann 1976) (Abb. 2).

mündlich und schriftlich

Verbale Kommunikationsfähigkeit: Bei einer Aphasie kommt es zu den beschriebenen Störungen in der **Laut-** und **Schriftsprache**, wobei nicht alle Personen mit Schwierigkeiten in der mündlichen Modalität auch vergleichbar starke Probleme beim Lesen und Schreiben aufweisen. Mitunter sind die schriftsprachlichen Funktionen also gut für die Kommunikation nutzbar.

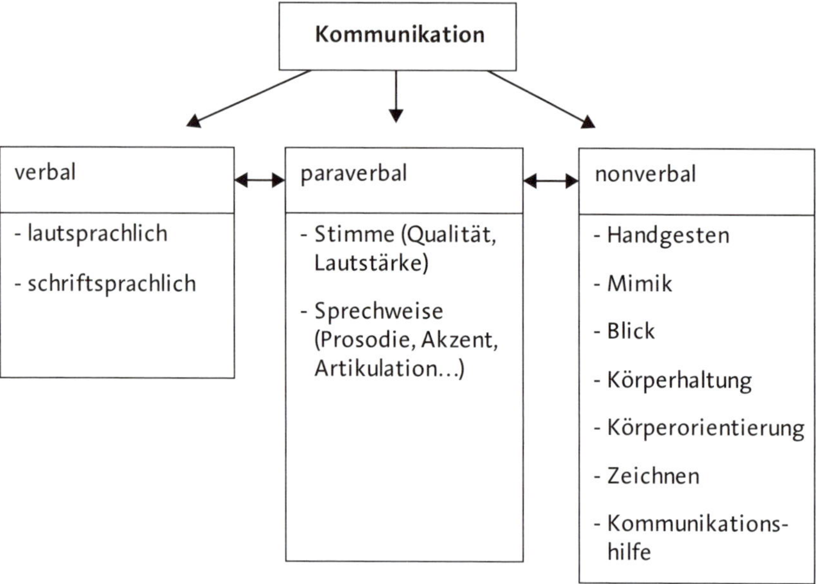

Abb. 2: Multimodalität der Kommunikation (in Anlehnung an Büttner/Quindel 2005; Heinemann 1976)

Prosodie

Paraverbale Kommunikationsfähigkeit: Durch eine die Aphasie begleitende Dysarthrophonie können der Stimmklang und die -qualität sowie die Artikulation verändert sein. Hinsichtlich der prosodischen Fähigkeiten bei Aphasie liegen unterschiedliche Ergebnisse vor: Manche Autoren nehmen an, dass gerade schwer betroffene Klienten die Prosodie nutzen, um mit den wenigen verbliebenen Wörtern Unterschiedliches ausdrücken zu können. Andere Studien legen nahe, dass einerseits die **affektive** Prosodie, die Gefühlszustände transportiert und rechtshemisphärisch verarbeitet wird, erhalten ist. Gleichzeitig aber wird von Problemen bei der linkshemisphärisch verarbeiteten **linguistischen** Prosodie berichtet, die die sprachliche Struktur des Satzes unterstreicht.

Nonverbale Kommunikationsfähigkeit: Die nonverbalen Modalitäten können, aber müssen bei einer Aphasie nicht beeinträchtigt sein. Im Folgenden soll näher auf Gesten, Zeichnungen und Kommunikationshilfen eingegangen werden.

Definition

Gesten werden als Bewegungen der Hände definiert, die inhaltlich den verbalen Äußerungen entsprechen, diese ergänzen oder sie ersetzen.

Aphasie und Gestik

Für Menschen mit Aphasie kommt den kommunikativen Handgesten eine besondere Bedeutung zu, da sie keinerlei Hilfsmittel verlangen und permanent verfügbar sind. Kommunikative Gesten lassen sich dabei einer oder mehreren funktionalen Kategorien zuordnen (Hogrefe / Goldenberg 2010) (Tab. 5).

Tab. 5: Kategorien der kommunikativen Handgesten

Kategorien	Arten	Erklärung	Beispiel
prosodisch	Beats	kleine Gesten, die sich an den Rhythmus des Gesprochenen anlehnen	mit dem Finger in den Gestenraum vor den Körper tippen, begleitend zum Ausruf „Genau das meinte ich!"
semantisch	Piktographen	bildhafte Gesten, die deckungsgleich mit der Sprache sind bzw. ergänzend oder ersetzend	deckungsgleich: parallel zum Ausspruch „auf dem Tisch" zeigt man auf den Tisch ergänzend: parallel zum Ausspruch „Der Fisch war so groß!" zeigt man die Größe ersetzend: ausschließliche Geste, z. B. bei Lärm
	– Ikonographen	Umriss des Objekts in die Luft zeichnen	Finger zeichnet eine Blume in die Luft
	– Kinetographen	Schnelligkeit einer Bewegung abbilden	schnelle Hin- und Herbewegungen mit beiden, zur Faust geballten Händen, wie beim „Joggen"
	– Pantomimen	Handlungen, meist mit einem imaginären Objekt	so tun, als würde man ein Glas in der Hand halten und „trinken"
	deiktische Gesten	auf einen Gegenstand im Raum zeigen oder abstrakt	konkret: auf eine Wasserflasche zeigen abstrakt: bei Nacherzählungen auf einen leeren Raum vor dem Körper zeigen
	Embleme	in Form und Bedeutung „konventionalisiert", d. h. festgelegt, kulturabhängig	Daumen nach oben für „gut" (Nicken, Kopfschütteln oder mit den Schultern zucken sind auch Embleme)
pragmatisch	Diskursregulatoren	regeln den Ablauf des Gesprächs	Zeigegeste auf den Gesprächspartner, um ihm zu signalisieren, dass er bei einer Wortfindungsstörung mit Ratevorschlägen helfen soll

Menschen mit Aphasie verwenden mehr Gesten als sprachgesunde Personen. Manche der sprachlichen Schwierigkeiten können sie durch die besser erhaltenen gestischen Fähigkeiten effektiv kompensieren. Einige Studien zeigen allerdings auch, dass die gestischen Leistungen mitunter parallel zu den linguistischen Einschränkungen gestört sein können (Hogrefe / Goldenberg 2010).

Zeigegesten

Am wenigsten störungsanfällig sind die Zeigegesten auf Gegenstände in der Umgebung oder die interaktionsorganisatorischen Gesten, die die Gesprächsstruktur regulieren, z. B. den Gegenüber auffordern, bei der Suche nach dem Wort zu helfen. Selten produzieren Personen mit Aphasie aber mehrere Gesten in Folge, um syntaktische Verknüpfungen zu illustrieren (Goldenberg 2007).

Zusammenhänge

In der Literatur werden folgende Zusammenhänge bei der Verarbeitung von Gesten diskutiert:

- **Asymbolie:** Wenn das allgemeine Verständnis für Symbole eingeschränkt ist, kann der Umgang mit Gesten, die Objekte oder Tätigkeiten darstellen, erschwert sein. Gesten können weder entschlüsselt noch effektiv produziert werden (Goldenberg 2007).
- **Apraxie:** Goldenberg (2007) nennt drei Bereiche der Gestenproduktion, bei denen apraktische Symptome auftreten können:

  - Imitieren bedeutungsloser Gesten
  - Ausführen bedeutungstragender Gesten nach Aufforderung
  - Werkzeug- und Objektgebrauch

Einerseits existieren Studien, die die Produktion spontaner Gestik unabhängig von der Apraxie betonen. Andererseits zeigen Untersuchungen, dass der Schweregrad der Apraxie einen Einfluss darauf hat, wie effektiv Informationen mit Hilfe von Gesten vermittelt werden können (Hogrefe / Goldenberg 2010).

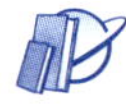

Untersuchungen zur Gestik bei Hirnschädigung finden sich im Themenheft der Zeitschrift Aphasie und verwandte Gebiete, Heft 3, 2011, einzusehen unter: *www.aphasie.org/upload/aphasie/files/Vol_30_komplett.pdf*, 13.02.2013.

Mimik

Die Mimik stellt ein weiteres nonverbales Kommunikationsmittel dar. Nach Borod et al. (2002) ist die rechte Hirnhälfte für das Verständnis und die Produktion von Mimik verantwortlich. Dies erklärt, warum Personen mit Aphasien in Folge linkshemisphärischer Schädigungen keine Einschränkungen im mimischen Ausdruck zeigen.

Blick und Körperhaltung

Der Blick der aphasischen Person ist innerhalb der Kommunikation prinzipiell nicht eingeschränkt. Wenn allerdings eine Hemianopsie (halbseitiger Gesichtsfeldausfall) als Begleiterscheinung auftritt, kann es zu Schwierigkeiten im Blickkontakt oder bei der Referenz auf ein Objekt kommen.

Die Körperhaltung und -orientierung kann ggf. durch eine zur Aphasie begleitend auftretende rechtsseitige Hemiparese (halbseitige Lähmung) eingeschränkt sein.

zeichnen

Zu den zeichnerischen Fähigkeiten von Menschen mit Aphasien liegen unterschiedliche Studienergebnisse vor: Einerseits treten Fälle mit guten Zeichenleistungen auf, die von den Klienten in der Kommunikation genutzt werden können. Andererseits wird von Vereinfachungen und Unstimmigkeiten berichtet, was die Größe und die Perspektive der Zeichnungen betrifft (Lyon 1995). Untersuchungen zeigten, dass Personen mit Aphasie bestimmte Objekte farblich falsch darstellten, z. B. eine blaue Banane zeichneten. Außerdem hatten sie Schwierigkeiten, richtig gezeichnete Objekte von solchen mit fehlerhaften Merkmalen zu unterscheiden (Goldenberg 2007). Als Ursachen für diese Fehlzuordnungen werden räumlich-visuelle oder konzeptuelle Störungen angenommen.

Hilfsmittel

Van de Sandt-Koenderman (2004) unterscheidet zwischen elektronischen „High-Tech"-Hilfsmitteln, z. B. Computer mit Sprachausgabe, und nicht-elektronischen „Low-Tech"-Kommunikationshilfen, z. B. Kommunikationsbücher oder individuelle Materialsammlungen.

Definition

Hilfsmittel werden als externe Objekte definiert, die von der aphasischen Person zur Unterstützung der Kommunikation eingesetzt werden können.

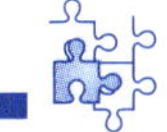

Notizen und Visitenkarten: Herr C., ein 63-jähriger Akademiker mit einer schweren chronischen Wernicke-Aphasie, kommuniziert mit unbekannten Personen mithilfe seiner individuellen Sammlung von Notizen und verschiedener Visitenkarten (der Logopädin, eines Restaurants, seine eigene), um über sich, sein Leben und die Aphasie zu erzählen. Die Zettel bewahrt er in seinem Geldbeutel auf und hat sie daher immer bei sich.

Kommunikationskontexte

Der Kontext, in dem die Kommunikation stattfindet, übt einen großen Einfluss auf die sprachlichen und kommunikativen Fähigkeiten aus (Glindemann et al. 2002b).

Beispielsweise ist ein unvorbereitetes Gespräch im Alltag mit einer unbekannten Person um einiges anspruchsvoller als eine kontrollierte Therapiesitzung mit angepassten Aufgaben zu sprachlichen Teilleistungen.

In Tabelle 6 werden verschiedene Kontextvariablen einer Kommunikationssituation genannt. Diese sollten auch bei der Untersuchung und Behandlung von Aphasien Berücksichtigung finden.

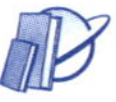

Vertiefende Literatur zur Pragmatik findet sich bei Levinson (2000).

Tab. 6: Kontextvariablen einer Kommunikationssituation (nach Hartje et al. 1991; Levinson 2000; Rickheit et al. 2010)

Kontextvariable	Erklärung
Teilnehmer	
Vertrautheit	je vertrauter die Person, desto einfacher die Kommunikation
Symmetrie	asymmetrische, hierarchische Gespräche (z.B. Polizeiwache, Einwohnermeldeamt) schwieriger als kooperative Gespräche (mit Freunden)
Anzahl	je mehr Teilnehmer, desto schwieriger, da Teilung der Aufmerksamkeit etc.
gemeinsames Wissen	Liegt gemeinsames Wissen vor, kann die Person mit Aphasie oder der Gesprächspartner darauf mit wenig sprachlichem Aufwand zurückgreifen.
Überzeugungen und Absichten	Es macht einen Unterschied, ob jemand dem anderen etwas verkaufen oder sich nach seiner Familie erkundigen will.
Thema	
Emotionalität	Emotionen, wie Ärger, Wut, Trauer oder Freude, können eng mit der sprachlichen und kommunikativen Fähigkeit verbunden sein.
Komplexität	Die Art der sprachlichen Handlung (Erzählen, Diskutieren etc.) legt die Rollenanforderungen fest.
Redundanz	alltäglich oder außergewöhnlich? (z.B. beim Bäcker einkaufen vs. Kauf eines Hundes)
Ort	
privater oder öffentlicher Raum	Zu Hause gelingt Kommunikation häufig besser als außerhalb des Hauses, wo verschiedene Einflüsse, wie Verkehrslärm, ablenkende Gespräche am Nachbartisch des Cafés etc., die Kommunikation erschweren können.
situative Redundanz	Anregungen aus der Situation und den sich darin befindlichen Objekten

Zeit	
Zeitspanne	Wenn Zeitdruck herrscht, z.B. in der Warteschlange oder in einem „Tür-und-Angelgespräch“, ist ein aphasisches Gespräch schwieriger.
Zeitpunkt	Zu welcher Tageszeit die Kommunikation stattfindet und in welcher Verfassung sich die Beteiligten befinden, z.B., ob die Person mit Aphasie bereits drei Stunden Therapie hatte und müde ist, kann großen Einfluss auf die Kommunikation nehmen.
Medium	
Art des Mediums	Sind visuelle Informationen vorhanden? (Face-to-face-Situationen sind z.B. einfacher als Telefonate.)

1.4 Psychosoziale Folgen

Eine Aphasie hat Folgen – sowohl für die betroffene Person selbst als auch für ihr ganzes familiäres Umfeld. Zunächst werden die Auswirkungen für den Einzelnen aufgeführt.

Folgen für die Betroffenen

Weikert (2004b) kategorisiert die Auswirkungen der Aphasie nach verschiedenen Lebensbereichen:

- **Familie:** Rollentausch bzw. -aufgabe, z.B. Vater als Erzieher mit reduzierter Verantwortung, erschwerte Familienkommunikation, Konflikte durch Missverständnisse
- **Beruf:** häufig Verlust oder Aufgabe des Arbeitsplatzes, eventuell finanzielle Sorgen, Einschränkungen bei der Verwaltung eigener Belange
- **Freizeit und soziales Umfeld:** Verlust des Freundeskreises, Aufgabe von Freizeitmöglichkeiten
- **psychische Veränderungen:** sekundäre Depression, Verstimmtheit, Aggressionen, Frust, Angst, Stress

Teilhabe

Die Teilhabe an allen gesellschaftlichen Ereignissen und sozialen Situationen, die von Sprache bestimmt sind, ist durch die Aphasie gefährdet. Im ICF-Modell wird dies durch die Ebene der „Partizipation“ ausgedrückt.

Lebensqualität

Hilari et al. (2003) konnten zeigen, dass die Lebensqualität der Aphasiebetroffenen durch die Grenzen der Kommunikationsfähigkeit und die Einschränkungen in der Autonomie sowie durch erhöhten Stress, eingeengte

Handlungs- und Teilhabemöglichkeiten und daraus resultierende Begleiterscheinungen (Kap. „Begleiterscheinungen“) leidet.

Folgen für die Familienmitglieder

Partner

Die Aphasie betrifft jedoch nicht nur den Einzelnen, sondern stets die ganze Familie. In Befragungen äußerten die Partner von Personen mit Aphasie folgende Erfahrungen (Hönig / Steiner 2002; Le Dorze / Brassard 1995):

- Die Kommunikation hat sich verändert.
- Arbeit und Freizeit sehen anders aus.
- Die Pflege des Angehörigen ist körperlich anstrengend und verändert die Beziehung.
- Es kommt zum Verlust von Freunden.
- zum Teil unterstützen nahestehende Personen die Familie.

Kinder

Kinder im Schul- oder Kleinkindalter werden häufig vergessen (Schneckenburger 2004), obwohl sie die Aphasie ihres Elternteils ebenso verarbeiten müssen. Es kann hier zu unterschiedlichen positiven und negativen Entwicklungen kommen: Kleinkinder verspüren möglicherweise Ängste, können nicht nachvollziehen, wenn der aphasische Elternteil sie nicht versteht. Allerdings ist z.T. die nonverbale Kommunikation erleichtert. Kinder im Schulalter schämen sich u.U. vor Freunden für das Elternteil mit Aphasie, entwickeln möglicherweise Ess- und Schulprobleme und müssen vielleicht ihre Hobbies aufgeben. Häufig tragen sie aber auch mehr Verantwortung in der Familie, nehmen eine Beschützerrolle ein und identifizieren sich mit dem aphasischen Elternteil (Labourel / Martin 1993).

Modelle der Krankheitsbewältigung

Phasenmodelle

In der Literatur finden sich Phasenmodelle der Krankheitsverarbeitung, die eine bestimmte Abfolge von Zuständen annehmen. Beispielsweise postuliert Lezak (1986) sechs Phasen des Anpassungsprozesses – beginnend bei den anfänglichen Existenzängsten auf der Intensivstation, über Erleichterung, neu auftretende Unsicherheit, Entmutigung, depressive Verstimmung bis hin zur Trauer. Die letzte Stufe der Anpassung, bei der sich das Familiensystem neu organisiert, werde dabei nicht immer erreicht.

Kritik

Die Verarbeitungsmechanismen können allerdings sehr individuell verlaufen und sich auch in kurzen Abständen ändern. Pössl / Kühne (2010, 446) sprechen sich deshalb dafür aus, „sehr aufmerksam und offen für die große Reaktionsvielfalt der Familien zu bleiben anstatt diese (künstlich) in Phasenmodelle einordnen zu wollen".

Belastungs-Bewältigungs-Modell

Ein Modell, das die Verarbeitung von Krankheiten und Belastungen nicht chronologisch abzeichnet, sondern einen interaktiven Regelkreis darstellt, ist das Modell zum Belastungs-Bewältigungs-Prozess. Es wurde von Grohnfeldt (1996) in Anlehnung an das „transaktionale Stressmodell" (Lazarus 1995) für den Bereich der Sprachtherapie adaptiert. Das Modell dient dazu, die Zusammenhänge bei einer auftretenden Belastung – hier also bei Aphasie – mit ihren Folgen für die Kommunikation und Teilhabe besser verstehen zu können.

Definition

Der Prozess der Auseinandersetzung mit einer Belastung wird als **Bewältigung** (Coping) oder auch als **Krankheitsverarbeitung** bezeichnet. Trautmann-Sponsel (1988, 16) betont, dass der Begriff Bewältigung den „Vorgang selbst, nicht das Ergebnis dieses Prozesses" meint. Der Ausdruck „Bewältigung" ist daher nicht, wie in der Umgangssprache üblich, automatisch mit positiver Bedeutung verbunden, sondern wertneutral zu sehen.

subjektive Bewertung

Ausschlaggebend für den Prozess der Bewältigung ist die subjektive Bewertung der Belastung. Diese wird maßgeblich durch die Personmerkmale, wie Persönlichkeit oder Vorerfahrungen, sowie durch die Kontextmerkmale beeinflusst. Diese Aspekte werden auch im ICF-Modell berücksichtigt (Kap. „Aphasie im Spiegel der International Classification of Functioning, Disability and Health (ICF)").

Studien zeigen, dass sich die Bewältigungsprozesse nicht anhand der Schwere, der Art der Aphasie oder des Alters des Klienten vorhersagen lassen (Grohnfeldt 1996). Dementsprechend ist es unabdingbar, die subjektive Bewertung des Betroffenen sowie seiner Angehörigen in die Diagnostik und Therapie einzubeziehen.

Zusammenfassung

Aphasie stellt nicht nur eine Sprachstörung dar, sondern wirkt sich auf die Kommunikationsfähigkeit der betroffenen Person und ihre Kommunikationspartner aus. Ebenso zeichnen sich psychosoziale Folgen ab. Auch die Familienmitglieder sind von der Aphasie betroffen. Die mehrdimensionale Betrachtungsweise auf Aphasie erfordert eine alltagsorientierte, kommunikativ-pragmatische Aphasiediagnostik und -therapie, welche die Angehörigen konsequent mit einbezieht.

2 Bausteine der Aphasiediagnostik

2.1 Ziele und Grundlagen der Diagnostik

Die Aphasiediagnostik kann grundsätzlich mehrere Ziele verfolgen:

1. Aphasie **aufdecken**: Liegt überhaupt eine Aphasie vor?
2. Aphasie **abgrenzen**: Handelt es sich um eine Aphasie oder um ein anderes Störungsbild, z.B. um eine Dysarthrie (Kap. „Abgrenzung")?
3. Aphasie **beschreiben**: Welche Symptome treten in der Spontansprache auf?
4. **Gründe** für Sprachstörung finden: Welche funktionellen Störungen in der Sprachverarbeitung liegen den aphasischen Symptomen möglicherweise zugrunde?
5. **Schweregrad** bestimmen: Wie schwerwiegend ist die Sprachstörung oder Kommunikationsbeeinträchtigung?
6. **Stärken** förderdiagnostisch aufdecken: Über welche sprachlichen, kommunikativen und sonstigen Ressourcen verfügen der Klient und sein Umfeld?
7. **Bedeutung** der Aphasie erheben: Wie bewerten der Betroffene und die Angehörigen die Aphasie?
8. **Prozess und Ergebnis** evaluieren: Welche Wirkung zeigt die Behandlung im Verlauf oder am Ende einer Therapiephase?

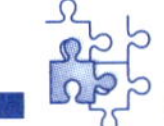

Unterschiedliche Ziele der Diagnostik: Bei der Untersuchung von Herrn K., der **kurz zuvor** eine linkshemisphärische Ischämie der mittleren Hirnarterie (A.c. media) erlitten hat und sich aktuell auf der Stroke-Unit befindet, sind folgende Ziele vorrangig: Mit Hilfe der Diagnostik soll eine Entscheidung getroffen werden, ob der Verdacht auf eine Aphasie vorliegt. Wenn ja, soll die Sprache und Kommunikation beschrieben und von anderen Störungsbildern abgegrenzt werden. Des Weiteren soll der Schweregrad der Aphasie eingeschätzt werden.

Bei Herrn A. besteht hingegen **seit längerem** eine Aphasie. In seinem Fall muss erhoben werden, wie die Kommunikationsfähigkeit im Alltag gelingt, welche Bedeutung der Aphasie zukommt und welche Effekte der Sprachtherapie während und am Ende der Therapiephase evaluiert werden können.

Standardisierung

In der Aphasiediagnostik werden verschiedene Testmethoden eingesetzt, um diese Ziele zu erreichen. Dabei spielt es für die Aussagekraft und die Qualität der Diagnostik eine wichtige Rolle, ob das Verfahren standardisiert oder informell ist. Die Kostenträger fordern oftmals psychometrisch abgesicherte Verfahren.

Testgütekriterien

Einen Test nennt man standardisiert, wenn er bestimmte Testgütekriterien erfüllt. Wichtige Kriterien sind nach Pospeschill (2010):

- **Objektivität**: Sind Durchführung, Auswertung und Interpretation der Ergebnisse unabhängig von der Sprachtherapeutin gewährleistet?
- **Reliabilität**: Misst der Test genau und zuverlässig?
- **Validität**: Misst der Test das, was er messen soll? Ist die sog. ökologische Validität gegeben, d.h. misst der Test die jeweilige sprachliche Fähigkeit in alltagsnahen Situationen?
- **Normierung**: Verfügt der Test über eine Eichstichprobe, die für einen Vergleich der untersuchten Person mit dem Durchschnitt herangezogen werden kann?

Testverfahren werden in psychometrischen Studien auf diese Gütekriterien hin untersucht.

informelle Verfahren

Wird ein Test nicht nach den Vorgaben des zugehörigen Test-Manuals (Handbuch zum Test) durchgeführt oder liegen keine Informationen zu dessen psychometrischen Testqualitäten vor, so wird er als informell bezeichnet.

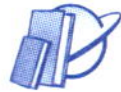

Zur tiefergehenden Auseinandersetzung mit der Testtheorie kann z. B. bei Pospeschill (2010) nachgelesen werden.

2.2 Anamnese und Fremdanamnese

Die Anamnese ist ein wichtiger Baustein zu Beginn der Aphasiediagnostik.

Definition

Unter **Anamnese** – aus dem Griechischen von „Anamnesis“ als „Erinnerung“ zu übersetzen – versteht man die Krankheitsgeschichte (Grohnfeldt 2007).

Die Anamnese liefert wichtige Informationen zur Aphasie auf der Funktions-, Aktivitäts- und Partizipationsebene sowie zu den Person- und Umweltfaktoren (Kap. „Aphasie im Spiegel der International Classification of Functioning, Disability and Health (ICF)“).

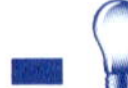

Die Sprachtherapeutin kann das Anamnesegespräch besser steuern und sich professioneller verhalten, wenn sie wichtige medizinische Befunde kennt, beispielsweise wenn sie über eine Tumorerkrankung des Klienten informiert ist.

Vorbefunde In die Anamnese werden ärztliche, neuropsychologische, sprachtherapeutische und weitere Vorbefunde einbezogen. Informationen aus den Vorbefunden können betreffen:

- Name, Alter, Geschlecht, Adresse des Klienten
- Familie und Beruf
- Grunderkrankung, Art, Ort und Ausmaß der Hirnschädigung
- Beginn der Symptomatik
- Vorerkrankungen, wie z.B. eine dementielle Entwicklung
- Begleiterscheinungen und allgemeiner Zustand

Quellen Vorbefunde sind im Klinik-Intranet oder in der Akte des Klienten einsehbar, werden von Klienten selbst vorgelegt oder können von der Einrichtung, in der der Klient zuvor behandelt wurde, angefordert werden.

Gespräch Die Anamnese findet häufig im Rahmen eines Gesprächs mit dem Betroffenen statt. Die Sprachtherapeutin orientiert sich dabei an einem bestimmten Fragenkatalog. Tabelle 7 zeigt einen solchen **„Leitfaden für ein Anamnesegespräch bei Aphasie nach ICF“**. Dieser kann als Checkliste zur Vorbereitung oder Durchführung einer Anamnese dienen. Der Protokollbogen stellt einerseits sicher, dass wichtige Aspekte im Gespräch berücksichtigt werden und ermöglicht andererseits, die eigenen Notizen zu strukturieren und zu ökonomisieren. So bleibt mehr Spielraum, um sich auf das Gespräch zu konzentrieren.

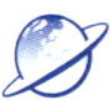

Der Leitfaden kann von der Verlagshomepage *www.reinhardt-verlag.de* heruntergeladen und als Vorlage für eigene Anamnesegespräche verwendet werden.

Das sprachliche und kommunikative Verhalten in der Anamnese kann bereits wichtige diagnostische Hinweise geben (Kap. „Interviews“).

Unterstützung Zur **Verständnissicherung** empfiehlt es sich, bei Klienten mit schwerwiegenden expressiven und rezeptiven Einschränkungen nicht nur den mündlichen Kommunikationskanal zu gebrauchen, sondern auch andere Modalitäten unterstützend einzubeziehen, z. B. Schrift oder Zeichnungen (Kap. 1.3).

Tab. 7: Leitfaden für ein Anamnesegespräch bei Aphasie nach ICF

Leitfaden für ein Anamnesegespräch bei Aphasie nach ICF	
Klient: ____________ Datum: ________	
Gesprächsteilnehmer: ____________	
Personfaktoren	*Bemerkungen*
– Beruf? Rente?	
– Interessen / Hobbys (Sport, Reisen, Garten …)?	
– beliebte Gesprächsthemen (Sport, Politik, Eisenbahn, Berge, Reisen …)?	
– „Kommunikationstyp“ (eher ruhig, extrovertiert …)?	
– Umgang mit Belastung (Coping-Strategien)?	
– Weiteres:	
Partizipation und Umweltfaktoren	
– Wohnumfeld (Haus, Wohnung, Stadt, Land …)? mit wem?	
– Familie? Freunde?	
– regelmäßige, wichtige Kommunikationspersonen?	
– Haustiere (Hund, Katze …)?	
– soziale Rollen (Familie, Vereine, Kirche, Beruf …)?	
– Weiteres:	
sprachliche und kommunikative Aktivitäten im Alltag	
– Lesen (Zeitung, Bücher, Zeitschriften, Fernsehzeitung, Rechnungen, Busfahrpläne, …)?	
– Schreiben (Kreuzworträtsel, Notizen, Einladungen, Einkaufszettel, Formulare …)?	
– administrative Aufgaben (Bankgeschäfte, Versicherung …)?	
– Nutzung von Kommunikationsmedien (Radio, Fernseher, Telefon, Internet, Computer, SMS …)?	
– Musik hören bzw. selbst spielen (Art von Musik, Gruppen, Lieblingslied, Singen im Chor …)?	
– Weiteres:	

aktuelle sprachliche und kommunikative Fähigkeiten sowie beeinflussende Faktoren	*Bemerkungen*
– Wie verläuft die momentane Verständigung (verbal, nonverbal)? Wie effektiv ist sie?	
– sprachliche Schwierigkeiten (z.B. Wortfindung)? Schwierigkeiten in der Kommunikation (z.B. Missverständnisse)? Beispielsituationen?	
– Wie viel Hilfe leistet der Kommunikationspartner?	
– Strategien: Was hilft (z.B. Gestik, Mimik, Aufschreiben, langsam sprechen)?	
– sprachliche und kommunikative Entwicklung seit dem Ereignis	
– vorbestehende gesundheitliche Probleme (dementielle Entwicklung, Depression...)?	
– sonstige aktuelle Probleme (Müdigkeit, Gedächtnis, Schmerzen, Emotionen...)?	
– Weiteres:	
➔ **weiteres Prozedere:**	
– Was könnten Betroffene oder Angehörige in die Therapie mitbringen (Fotos, Musik...)?	
– Termin für Angehörigengespräch, Hospitation oder Kommunikationstraining?	
– Sonstiges:	

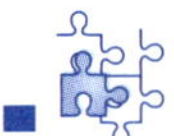

Multimodale Anamnese: Im Erstgespräch macht Herr P. der Sprachtherapeutin (Th) verständlich, dass er bis zu seinem Schlaganfall noch selbst ein Geschäft geführt hat. An der erfolgreichen Erklärung, um welche Art von Geschäft es sich handelt, hindern ihn starke Wortfindungsstörungen. Die Sprachtherapeutin legt ein Blatt Papier und einen Stift auf den Tisch: „Sie können auch etwas aufschreiben oder zeichnen, wenn Sie möchten". Herr P. schreibt „Becke", ist jedoch unzufrieden mit dem Resultat. Dann zeichnet er spontan ein Objekt. Th.: „Ist das vielleicht ein Messer?" Herr P. nickt. Die Sprachtherapeutin schreibt „Messer" neben das gezeichnete Objekt. Dann notiert sie „Küche" und fragt: „Hat es mit ‚Küche' zu tun?". Herr P. nickt kräftig. Th.: „Haben Sie etwa ein Haushaltswarengeschäft?" (schreibt dies auf) Herr P.: „Ja, ja. Genau!".

Fremdanamnese

Gerade bei schwer expressiv und rezeptiv eingeschränkten Klienten ist es förderlich, die Familienmitglieder in die Anamnese mit einzubeziehen.

Als Leitfaden bietet sich ebenfalls der Protokollbogen in Tabelle 7 an.

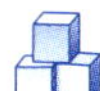

Im Gespräch erhält die Sprachtherapeutin detaillierte Informationen und Beobachtungen von den Angehörigen, aus denen sie Anregungen für Therapieinhalte gewinnt.

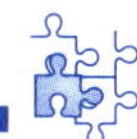

An den Interessen des Klienten anknüpfen: Herr T., 81 Jahre, leidet an globaler Aphasie und Sprechapraxie, vier Wochen post onset. Nach der Verlegung in die Rehabilitationsklinik findet ein Fremdanamnesegespräch mit der Ehefrau statt. Sie erzählt von ihren zwei Kindern und den Enkelkindern, vom Beruf ihres Ehemannes, der maßgeblich das Familienleben bestimmt hat, von seiner Leidenschaft für Kunst und Malerei. Außerdem geht sie auf das Kommunikationsverhalten ihres Mannes ein. Sie berichtet, dass sie in den letzten vier Wochen zunehmend Zeigegesten ihres Mannes beobachtet habe, die sie gut verstehen konnte. Allmählich sei wieder ein Austausch möglich, obwohl die Sprechversuche noch unverständlich seien.

In den folgenden Sitzungen bezieht die Sprachtherapeutin Bildbände aus der Malerei, die ihr Frau T. mitgebracht hat, in die Therapie ein, und verknüpft das Thema Kunst mit linguistischen Aufgaben auf Wortebene, z.B. Aufgaben zur Wort-Bild-Zuordnung der Zielitems „Pinsel", „Stift", „Farben" und „Bild" mit entfernten oder unrelationierten Ablenkern (zunächst zwei Bildkarten, dann gesteigert auf vier Bildkarten zur Auswahl). Außerdem fokussiert die Sprachtherapeutin die Art und Effektivität der Gesten, die Herr T. einsetzt. Sie überprüft, inwieweit er Gesten verstehen kann. Beispielsweise präsentiert die Sprachtherapeutin dem Klienten die beiden Bilder „Glas" und „Auto". Sie gibt vor, aus einem Glas zu trinken. Herr T. soll nun auf das Bild zeigen, das dazu am besten passt. Später überprüft sie, inwieweit Herr T. auch fähig ist, bestimmte Gesten selbst auszuführen (Kap. „Gestentraining").

Kontakt zu Angehörigen

Der persönliche Kontakt zu den Angehörigen ist wünschenswert, kann allerdings teilweise aus organisatorischen Gründen erschwert sein, wenn

- Besuchszeiten, z.B. die der Stroke-Unit, außerhalb der Therapiezeiten liegen,
- die Rehabilitationsklinik weit vom Wohnort der Angehörigen entfernt liegt und
- Angehörige berufstätig sind.

Telefonat oder Fragebogen

In solchen Fällen bietet es sich an, das Gespräch am Telefon zu führen oder auf einen Angehörigenfragebogen zurückzugreifen. Ein schriftlicher Fremdanamnesebogen sollte folgende Informationen erhalten:

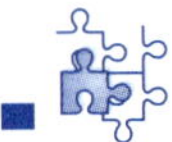

Fremdanamnese durch den Ehepartner: Herr G., 76 Jahre alt, leidet an schwerer Wernicke-Aphasie. Seine Ehefrau wohnt weit von der Rehabilitationsklinik entfernt. Die Sprachtherapeutin legt ihr einen informellen Anamnesefragebogen in Absprache mit dem Pflegeteam im Zimmer bereit, da Frau G. plant, ihren Mann am Wochenende zu besuchen.

- kurzes Anschreiben, in dem sich die Abteilung Sprachtherapie vorstellt und aus dem hervorgeht, dass sich der Angehörige aktuell in sprachtherapeutischer Behandlung befindet
- Name und ggf. Kontaktdaten der behandelnden Sprachtherapeutin
- offene Fragen mit Raum für Antworten, in Anlehnung an den Leitfaden für ein Anamnesegespräch (Tab. 8)
- Telefonnummer und Zeitpunkte, an denen Angehörige gut erreichbar sind
- freie Felder für Fragen der Angehörigen

Abbildung 3 zeigt einen Ausschnitt aus dem beantworteten Fragebogen.

Wie sieht ein ganz normaler Tag bei Ihnen aus? (kurzer Tagesablauf)

8^{00} Aufstehen Ehefrau, Frühstück, Kosmetik
9^{00} Aufstehen Ehemann, Kosmetik, Frühstück
10^{00} Mann TV, Frau Haushalt
11^{00} Gemeinsames Einkaufen
12^{30} Gemeinsames Mittagessen
13^{00} bei schönem Wetter gemeinsam auf Terrasse (Rätseln, Kaffeetrinken)
18^{00} gemeinsames Abendessen anschl. TV, ca. 22^{30} zu Bett

Abb. 3: Ausschnitt aus einem beantworteten Anamnesefragebogen

drei Richtungen

Nach der Anamnese erfolgt eine Untersuchung der Aphasie. Es lassen sich drei große Richtungen in der Aphasiediagnostik unterscheiden, die nachfolgend vorgestellt werden (de Langen 2010).

2.3 Der neurolinguistisch-deskriptive Ansatz

supramodale Störung

Im neurolinguistisch-deskriptiven Ansatz wird die Aphasie als supramodale Störung der Sprache definiert, d. h., dass die Beeinträchtigungen über alle sprachliche Modalitäten hinweg auftreten (z. B. Huber et al. 2006).

Die Ziele der entsprechenden Diagnostikmethoden bestehen darin,

1. eine Differentialdiagnose zu stellen,
2. den Schweregrad der Aphasie zu bestimmen,
3. die Leistungen in den einzelnen Modalitäten aufzuzeigen und
4. die Aphasie einem Syndrom zuzuordnen.

Aachener Aphasie Test

Der bekannteste Test dieser Richtung ist der Aachener Aphasie Test (AAT) (Huber et al. 1983). Er ist im deutschsprachigen Raum weit verbreitet.

Zu Beginn des AATs wird in einem semistandardisierten Interview die Spontansprache erhoben und anhand der sechs Skalen Kommunikationsverhalten, Artikulation und Prosodie, automatisierte Sprache, semantische, phonematische und syntaktische Struktur bewertet. Auf diese Weise erhält die Sprachtherapeutin ein **Spontansprachprofil** des Klienten.

Aphasie ja oder nein?

Das Screening des AATs setzt sich aus dem Token-Test und dem Subtest „Schriftsprache“ zusammen und gibt Aufschluss darüber, ob

a) eine Aphasie vorliegt,
b) keine Aphasie vorliegt oder
c) keine Aussage darüber möglich ist.

Die entscheidende Auswertungstabelle des AAT-Screenings befindet sich im AAT-Manual im Anhang des Tests (Tab. III) (Huber et al. 1983, 132). Diese Grafik kann man zur schnellen Auswertung z.B. an einer Pinnwand im Büro anbringen.

Der Token-Test stammt von Orgass (1982) und misst den allgemeinen Schweregrad der Aphasie. Die Untertests Nachsprechen, Schriftsprache, Benennen und Sprachverständnis ermöglichen zudem eine Bestimmung des Schweregrads in den einzelnen Modalitäten.

Abbildung 4 zeigt die Reaktion eines Klienten im AAT-Subtest „Schreiben nach Diktat“. Nach vier Items bricht der Betroffene den Test ab.

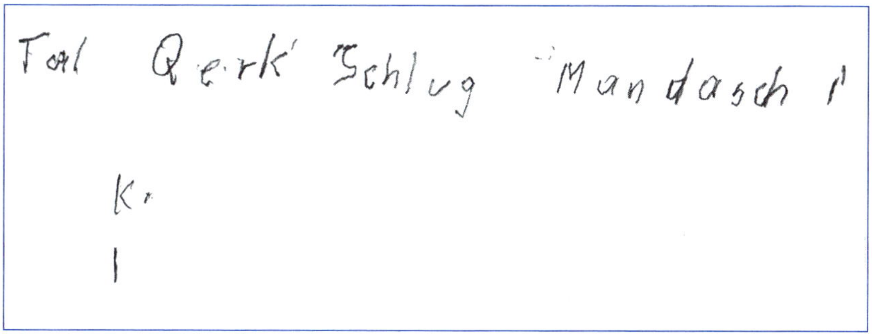

Tal Qerk Schlug Mandasch i

K

I

Abb. 4: Leistung eines Klienten im Subtest „Schreiben nach Diktat“ im Aachener Aphasie Test (Huber et al. 1983) (Klient schreibt: „Tal“, „Querk“, „Schlug“, „Mandasch“, „i“, „K“, „I“ und bricht den Test dann ab. Die Zielitems lauten: Tal, Quark, Schlucht, Künstler, Montage etc.)

Vorteile des AATs Mithilfe des AATs können Aphasien zunächst einmal identifiziert werden. Aufgrund seines deskriptiven Charakters, der Syndromklassifikation und der weiten Verbreitung, lassen sich Ergebnisse innerhalb des Teams und zwischen den Fachdisziplinen leichter kommunizieren. Der AAT ist psychometrisch untersucht und weist gute Testgütekriterien auf. Er verfügt über Normen und ermöglicht einen Vorher-Nachher-Vergleich bei einem einzelnen Klienten.

Nachteile des AATs Allerdings gelten diese Normen ausschließlich für unter 70-jährige Klienten mit vaskulärer Ätiologie (d.h. gefäßbedingt, wie z.B. bei einem Schlaganfall, nicht aber bei einem Tumor) der Aphasie. Nur für diesen Personenkreis ist das Verfahren – ab der Postakutphase – validiert. Von Nachteil ist auch, dass das Manual theoriefrei, d.h. ohne Modellbezug, ist (de Langen 2010). Die Symptome werden zwar beschrieben, mögliche Ursachen aber nicht aufgedeckt. Daher sind keine direkten Ableitungen für eine störungsspezifische Therapie möglich. Außerdem sind die Fälle innerhalb der einzelnen Syndromgruppen sehr unterschiedlich. Teilweise kommt es zu Unstimmigkeiten zwischen der Syndromzuordnung bei der computergestützten Auswertung des AATs und dem klinischen Bild. Zudem wird die Textebene nicht untersucht und die Kommunikationsfähigkeit bleibt (außer im Spontansprachprofil) unberücksichtigt.

Diagnostikbatterien In Tabelle 8 werden überblicksartig standardisierte Diagnostikbatterien des neurolinguistisch-deskriptiven Ansatzes aufgeführt, die sich z.T. auch für die Untersuchung von akuten Aphasien eignen.

Tab. 8: Neurolinguistische Testbatterien

Testname	Autor(en) (Jahr)	Akut-phase?	Subtests	Bewertung
Aachener Aphasie Bedside Test (AABT)	Biniek (1993)	ja	1. globales Kommunikationsverhalten bei Begrüßung und Verabschiedung 2. Spontansprache 3. Aufforderung zu Blick- und Kopfbewegungen 4. Mundmotorik und bukkofaziale Apraxie 5. Artikulation und Phonation 6. Singen, Reihensprechen, Floskeln 7. Identifizieren von Objekten 8. Benennen	⊕ validiert für Klienten mit akuter Aphasie ⊕ Eindruck von basalen Leistungen ⊖ viele nicht-sprachliche Teile
Aachener Aphasie Test (AAT)	Huber et al. (1983)	nein	1. Spontansprache 2. Token Test 3. Nachsprechen	⊕ an großer Stichprobe normiert ⊖ keine Textebene

			4. Schriftsprache 5. Benennen 6. Sprachverständnis	⊖ keine Auskünfte über Störungen in der Sprachverarbeitung möglich
Aphasie-Check-Liste (ACL)	Kalbe et al. (2002)	ja	A) Sprache 1. Reihensprechen 2. Befolgen von Handlungsanweisungen 3. Farb-Figur-Test (ähnlich wie Token Test) 4. Wortgenerierungsaufgaben (z.B. Supermarkt) 5. einzelne sprachliche Domänen (Benennen, Lautes Lesen (Wörter, Sätze, Pseudowörter)), Lesesinnverständnis, Schreiben nach Diktat (Wörter, Sätze, Pseudowörter), Nachsprechen (Wörter, Sätze, Pseudowörter) 6. Rating der verbalen Kommunikationsfähigkeit 7. Zahlenverarbeitung (Lautes Lesen, Schreiben nach Diktat, Nachsprechen) B) Kognition 1. nonverbaler Gedächtnistest 2. Aufmerksamkeitstest 3. logische Reihen	⊕ Teile zur Kognition ⊕ Hinweise auf Störungen im Sprachverarbeitungsmodell durch Aufgaben mit Pseudowörtern ⊕ Rating der Kommunikationsfähigkeit, aber sehr basal ⊕ Eindruck hinsichtlich Zahlenverarbeitung ⊖ Personen auf den gezeichneten Bildern werden von Klienten z.T. als „Comicfiguren" benannt.
Aphasie-Schnell-Test (AST)	Kroker (1999)	ja	1. Verstehen 1: langsame Sprechweise 2. Verstehen 2: normale Sprechgeschwindigkeit und Prosodie 3. Ausdruck 1: Patient soll sich zu Bild (Berglandschaft) äußern und Objekte benennen 4. Ausdruck 2: Tiere nennen 5. Lesen: Lesesinnverständnis 6. Schreiben	⊖ Bildmaterial sehr voll, kann ablenkend wirken ⊖ Die Objekte in der Zeichnung entsprechen nicht der gewohnten Größenrelation. ⊖ keine Modellorientierung ersichtlich
Bielefelder Aphasie Screening (BIAS) *Manual und Protokollbogen: www.nat-verlag.de/pdf/BIAS_B.pdf, 14.02.2013*	Richter et al. (2006)	ja	Spontansprache 1. auditives Sprachverständnis 2. automatisierte Sprache 3. elizitierte mündliche Sprachproduktion (Erhebung der mündlichen Sprachproduktion) 4. Schriftsprache	⊕ psychometrisch ausführlich untersucht ⊕ Hilfen durch Sprachtherapeutin werden vorgegeben ⊕ Realgegenstände und Fotographien als Material ⊖ Lesen und Schreiben nur auf Wortebene

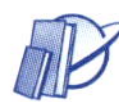

Im Manual des BIAS (Richter et al. 2006) werden diese und weitere Instrumente – v. a. für die Testung akuter Aphasien – ausführlich beschrieben.

Tests auf Satzebene

Darüber hinaus stehen Testverfahren zur Verfügung, die ausschließlich auf der morphologisch-syntaktischen Ebene ansetzen. Diese Instrumente sind geeignet, wenn sich in der Diagnostikbatterie Hinweise auf Störungen in dem entsprechenden Bereich ergeben haben. Eine Auswahl an Untersuchungsverfahren auf der Satzeben zeigt Tabelle 9.

Tab. 9: Neurolinguistische Diagnostikverfahren auf Satzebene

Testname	Autor(en) (Jahr)	Akutphase?	Subtests/ Aufgaben	Bewertung
Sätze verstehen *Manual: www.nat-verlag.de/pdf/SV%20 Handbuch.pdf, 13.02.2013*	Burchert et al. (2011)	mit Einschränkung	Untersuchung von syntaktischen Störungen beim Satzverständnis in drei Stufen möglich: – Eingangsdiagnostik – Kerndiagnostik – vertiefende Diagnostik	⊕ Normierung vorhanden ⊕ gestaffelte Diagnostik (siehe Subtests) möglich
ELA-Satzverständnistest	Stark (1992b)	mit Einschränkung	auf jeweils eine Bildkarte aus einer 4-er Auswahl von Bildern mit Ablenkern zeigen	⊕ Sätze linguistisch kontrolliert ⊕ verschieden komplexe Satzstrukturen
ELA-Satzproduktionstest	Stark (1992a)	mit Einschränkung	Handlungen benennen	⊕ Sätze linguistisch kontrolliert ⊕ verschieden komplexe Satzstrukturen
Bad Schwalbacher Schriftprobe	Eckold/ Helmenstein (2007)	ja	3 selbst gewählte Sätze frei schreiben	⊕ alltagsnah ⊖ Vergleichbarkeit reduziert

Informell können auch alltagsrelevante Sätze diktiert werden. Dies eignet sich v.a. auf der Stroke-Unit als Ergänzung zur Wortebene (z.B. BIAS). Beispielsätze sind: „Alles Gute.“ „Viele Grüße aus Italien.“ „Ich komme gleich wieder.“

Schwalbacher Schriftprobe

An dieser Stelle sei kurz auf die Schwalbacher Schriftprobe (Eckold / Helmenstein 2007) verwiesen, da sie z. B. auf der Stroke-Unit gut in die Diagnostik integriert werden kann. Sie untersucht die Leistungen im freien Schreiben. Als Zielgruppe kommen Klienten in Frage, die ihren Namen abschreiben können. Die untersuchte Person wird aufgefordert, drei Sätze ihrer Wahl, die nichts miteinander zu tun haben müssen, in Druckbuchstaben zu notieren. Die Sprachtherapeutin darf dabei nicht helfend eingreifen, indem sie Formulierungsvorschläge gibt oder Wörter bzw. Sätze diktiert oder buchstabiert. Anschließend erfolgt eine Analyse der Schriftprobe anhand linguistischer Kriterien.

Vorteile

Positiv an der Schwalbacher Schriftprobe ist, dass sie das freies Schreiben überprüft. Übliche Diagnostikverfahren testen dagegen nur, wie der Betroffene einzelne Wörter oder Sätze nach Diktat auf Papier bringt, obwohl im Alltag gerade eigene Formulierungen von größerer Relevanz sind. Die Schwalbacher Schriftprobe wurde evaluiert und zeigte gute Kennwerte. Allerdings sollte sie nicht als ausschließliches Diagnostikinstrument zur Überprüfung der Schriftsprachleistung eingesetzt werden.

Nachteile

Diese Einschränkung liegt in der Methodik des Verfahrens begründet. Ihm wird vorgeworfen, aufgrund der freien Wortauswahl des Probanden keine standardisierte Diagnostik darzustellen. Der Klient könne seine Fehler kompensieren, vorwegnehmen und Sätze aufschreiben, die ihm besonders leicht fielen. Eine zweite Schwierigkeit besteht darin, dass die Betroffenen z.T. damit überfordert sind, sich eigene Sätze auszudenken. Um dies zu vermeiden, sollte die Sprachtherapeutin eine ausreichend anregende Instruktion geben.

Tests auf Textebene

Zur neurolinguistischen Untersuchung auf Textebene stehen einige Verfahren zur Verfügung (Tab. 10), wobei verschiedene Modalitäten getestet werden. Entsprechend finden sich mündlich oder schriftlich zu lösende Aufgaben, Aufgaben zum Textverständnis oder zur Textproduktion.

Tab. 10: Neurolinguistische Diagnostikverfahren auf Textebene

Testname	Autor(en) (Jahr)	Akut-phase?	Aufgaben	Bewertung
Texte verstehen	Claros-Salinas (1993)	nein	Lesesinnverständnis: 6 Multiple-Choice-Fragen zur Mikro- und Makrostruktur des Textes beantworten	⊕ standardisiertes Vorgehen ⊖ Textart und Inhalt anspruchsvoll
Cookie Theft Picture („Der Keksdieb") *Bild: www.uihealthcare.com/topics/medical-departments/neurology/stroke/cookie.gif, 14.02.2013*	Goodglass / Kaplan (1983)	ja	mündliche oder schriftliche Textproduktion: Beschreibung eines Bildes mit parallel ablaufenden Handlungen	⊕ einheitliches Bild ⊖ z.T. erzählen Klienten wenig ⊖ Zeichnung wird z.T. schlecht erkannt (Begleitstörungen!) ⊖ große Menge an ablenkenden Stimuli

2.4 Der kognitiv-neurolinguistische Ansatz

Definition

„**Kognitiv orientierte Diagnostik** besteht […] aus einem Bilden, Verwerfen und Weiterentwickeln von Hypothesen über die dem sprachlichen Verhalten zugrunde liegende Störung" (Stadie/Schröder 2009, 9).

Ursachen aufdecken

Das Ziel der kognitiv orientierten Diagnostik besteht darin, die Ursache der Sprachstörung aufzudecken, indem sie den funktionalen „Störungsort" im Sprachverarbeitungsmodell identifiziert. Die Sprachtherapeutin muss deshalb den Aufbau und die Wirkungsweise des zugrunde liegenden Modells gut kennen. Man unterscheidet prinzipiell zwischen drei Arten von Sprachverarbeitungsmodellen (Tesak 2006), wobei hauptsächlich das Logogen-Modell Anwendung in der Praxis der Aphasiebehandlung findet. Im Folgenden werden alle drei Modelltypen kurz vorgestellt.

Sprachverarbeitungsmodelle

Serielle bzw. autonome Modelle gehen von einer nacheinander, nur in eine Richtung ablaufenden Sprachverarbeitung aus. Die einzelnen Komponenten des Systems, die Module, sind dabei spezialisiert und übernehmen autonom eine bestimmte Funktion. Das prominenteste Beispiel der seriellen Modelle ist das Logogen-Modell (z.B. Ellis/Young 1991), das v.a. in der einzelfallorientierten Aphasiediagnostik eingesetzt wird.

Interaktive bzw. konnektionistische Modelle gehen von einer Sprachverarbeitung in Netzwerken aus und finden bislang in der Praxis noch wenig Anwendung. Als Beispiel gilt das konnektionistische Lexikonmodell von Foygel / Dell (2000).

Hybride Modelle kombinieren Eigenschaften von seriell-autonomen und parallel-interaktiven Modellen, wurden jedoch in der Aphasiediagnostik und -therapie bis dato ebenfalls kaum konkret umgesetzt. Ein wichtiger Vertreter dieser Modelle ist das Sprachproduktions- und -rezeptionsmodell von Levelt (1993).

Aufbau des Logogen-Modells

Das Logogen-Modell bildet die monomorphematische Wortverarbeitung ab und stellt als Modell der ungestörten Sprachverarbeitung eine Orientierung für mögliche Störungen durch die Aphasie dar.

Definition

Wörter werden **monomorphematisch** genannt, wenn sie nur aus einem Morphem, d.h. aus einem „Wortbaustein" bestehen (z.B. der Begriff „Auto").

Abbildung 5 zeigt den Aufbau des Logogen-Modells.

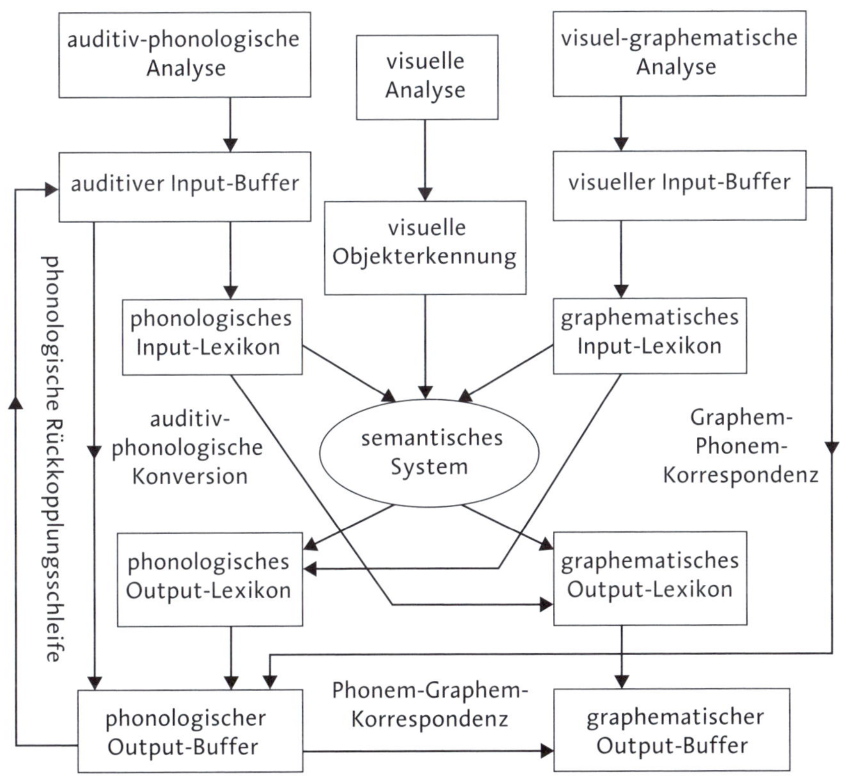

Abb. 5: Logogen-Modell (in Anlehnung an Stadie / Schröder 2009, 19)

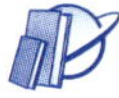

Stadie / Schröder (2009) erklären das Logogen-Modell im Detail. Als vertiefte Lektüre zu Sprachverarbeitungsmodellen empfehlen sich zudem Rickheit et al. (2010) und Tesak (2006).

LeMo-Batterie

Das Logogen-Modell stellt die Grundlage für die Testbatterie „Lexikon Modellorientiert" (LeMo) zur Einzelfalldiagnostik bei Aphasie, Dyslexie und Dysgraphie (De Bleser et al. 2004) dar. Bei der Diagnostik mit LeMo können alle im Logogen-Modell abgebildeten Verarbeitungsrouten und Module untersucht und die Fehler mit der Hand oder computergestützt ausgewertet werden. Die LeMo-Batterie umfasst mehrere Bände, aber nicht alle der Untertests können bzw. sollen in der Klinik oder Praxis der Reihe nach durchgeführt werden. Die Sprachtherapeutin wählt gezielt diejenigen Tests aus, die helfen könnten, vorhandene Hypothesen zur Störungsursache zu klären.

weitere Verfahren

Tabelle 11 stellt einen Überblick an Verfahren zusammen, die als kognitiv-modellorientiert eingestuft werden können. Die Zuordnungen der Verfahren zum sprachsystematischen oder modellorientierten Ansatz unterscheiden sich z. T. je nach Literatur. Kennzeichnend ist jedoch, dass Verfahren der erstgenannten Richtung die Sprache eher beschreiben, während Instrumente der zweiten Richtung bestimmte Hypothesen überprüfen.

Tab. 11: Kognitiv orientierte Diagnostikverfahren

Testname	Autor(en) (Jahr)	Akut-phase?	Subtests	Bewertung	Links zu Manual oder Protokollbögen im Internet
Lexikon Modell-orientiert (LeMo)	De Bleser et al. (2004)	eher nicht	33 Tests 1. Diskriminieren 2. Lexikalisches Entscheiden 3. Nachsprechen 4. Lesen 5. Schreiben 6. Sprachverständnis 7. Benennen	⊕ gut für Einzelfalldiagnostik ⊖ zeitaufwändig ⊖ nur Wortverarbeitung, nicht Satz-/Textebene	*www.lemo-diagnostik.de*
Auditives Sprach-verständnis: Wortformen	Blanken (1999)	eher nicht	150 Aufgaben 1 Zielwort, 2 Ablenker		*www.nat-verlag.de/pdf/Wortformen_P.pdf*, 14.02.2013
Auditives Sprachver-ständnis: Wort-bedeutungen	Blanken (1996)	eher nicht	160 Aufgaben A auditiv: 1 Zielwort, 3 unbezogene Ablenker		*www.nat-verlag.de/pdf/Wortbedeutungen_P.pdf*, 14.02.2013

			B1, B2 auditiv: 1 Zielwort, 2 Kohyponyme (Unterbegriffe zu einem gemeinsamen Oberbegriff), 1 unbezogener Ablenker C auditiv: 1 Zielwort, 5 Kohyponyme A visuell: 1 Zielwort, 3 unbezogene Ablenker B1, B2 visuell: 1 Zielwort, 2 Kohyponyme, 1 unbezogener Ablenker C visuell : 1 Zielwort, 5 Kohyponyme	⊕ kontrolliertes Untersuchungsmaterial ⊖ keine Auswahl nach Alltagsrelevanz der Wörter	
Wortproduktionsprüfung	Blanken et al. (1999)	eher nicht	1. Diktat Nomina 2. Nachsprechen Pseudowörter 3. Mündlich Benennen Nomina 4. Lesen Pseudowörter 5. Nachsprechen Nomina 6. Lesen Nomina 7. Diktat Pseudowörter 8. Schriftliches Benennen von Nomina		*www.nat-verlag.de/pdf/Wortproduktionspr_P.pdf*, 14.02.2013
Bogenhausener Semantik-Untersuchung (BOSU)	Glindemann et al. (2002a)	ja	1. Zuordnen von Objekten in Situationen 2. Sortieren von Objekten nach semantischen Hauptmerkmalen 3. Sortieren von Objekten nach semantischen Nebenmerkmalen 4. Sortieren von geschriebenen Wörtern 5. Sortieren von Objekten nach Farben	⊕ Hinweise auf semantische Störungen ⊕ normiert	

Mehr Informationen zur LeMo-Batterie sowie die Anwendung bei einem Fallbeispiel finden sich bei Aichert / Kiermeier (2005). Der Artikel ist

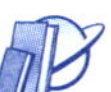

im Internet abrufbar: *www.lemo-diagnostik.de/download/data/neuro.pdf*, 13.02.2013.

Vorteile

Im Gegensatz zum theoriefreien neurolinguistisch-deskriptiven Ansatz bezieht sich der kognitiv orientierte Ansatz auf Sprachverarbeitungsmodelle und ist somit theoriegeleitet. Die meisten Verfahren wurden psychometrisch untersucht. Huber et al. (2006) stufen z. B. die Güte von LeMo hoch ein, da es sich gut für die Therapieplanung und -kontrolle eigne.

Nachteile

Allerdings ist die Durchführung einer hypothesengesteuerten, kognitiv basierten Diagnostik zeitaufwändig. Im klinischen Alltag bzw. in der Praxis kann dies nicht immer geleistet werden. Der Ansatz erfordert von der Sprachtherapeutin zudem ein fundiertes Theoriewissen über das jeweils zugrunde liegende Sprachverarbeitungsmodell. Außerdem begegnet man im Praxisalltag vielen Fällen, die nicht idealtypisch einzelne Störungen im Sprachverarbeitungsmodell, sondern umfassende Schwierigkeiten bei der Bearbeitung der Aufgaben aufweisen. Bezogen auf die in Tabelle 11 genannten Verfahren ist zudem zu kritisieren, dass sie nur die Wortverarbeitung untersuchen. Leistungen auf Satz- und Textebene sowie die Kommunikationsfähigkeit im Alltag bleiben unberücksichtigt.

2.5 Der pragmatisch-funktionale Ansatz

Begründung, Ziele und Methoden im Überblick

Der dritte große Ansatz in der Aphasiediagnostik ist der pragmatisch-funktionale Ansatz (de Langen 2010) (für die Begriffe „pragmatisch" und „funktional" s. Kap. 1). Diese Richtung stellt keine Konkurrenz zu den beiden zuvor genannten Ansätzen dar, sondern ist als eine komplementäre Herangehensweise zu sehen.

Definition

In der Literatur werden die Begriffe **„kommunikationsorientierter"**, **„kommunikativer"** oder **„pragmatischer"** Ansatz häufig synonym verwendet. Gemeint ist dabei stets der Bezug zur Kommunikation und zum Sprachgebrauch in Alltagshandlungen.

Bedeutung des Ansatzes

Die Aphasiediagnostik kommt ohne eine kommunikativ-pragmatische Perspektive nicht aus. Eine rein sprachliche Untersuchung kann die Erhebung der Kommunikationsfähigkeit und der Partizipiation nicht ersetzen, da der Schweregrad der Sprachstörung keine zuverlässige Vorhersage für die daraus resultierende Kommunikationsbeeinträchtigung ermöglicht (Winkelmann 2000). Außerdem sollten die Erfolge in der Aphasietherapie auf ihren Transfer in die Alltagskommunikation hin überprüft werden. Ebenso werden pragmatisch-kommunikativ orientierte Diagnostikverfahren benötigt, um auf Kommunikation und Partizipation ausgelegte Therapieansätze entsprechend evaluieren zu können.

Ziele

Die pragmatisch-funktionale Aphasiediagnostik zielt darauf ab,

- Auswirkungen der linguistischen Symptome auf die Kommunikationsfähigkeit zu erheben,
- Ressourcen und Kompensationsmöglichkeiten bei einer häufig nicht komplett rückläufigen aphasischen Symptomatik zu erkennen,
- die Schwere der objektiven und subjektiv wahrgenommenen Beeinträchtigung aufzudecken,
- die Partizipation und die Lebensqualität des Betroffenen zu messen,
- Informationen für die Angehörigenberatung zu gewinnen und
- den Transfer der Therapieerfolge in den Alltag zu erheben.

aktueller Stand

Im deutschsprachigen Raum existieren, verglichen mit der Menge an neurolinguistischen Untersuchungsmaterialien, nur wenige publizierte und kaum standardisierte Verfahren zur Messung der Kommunikationsfähigkeit. Die pragmatisch-funktionale Aphasiediagnostik steckt noch in den Anfängen (de Langen 2010).

Einteilung

Im Folgenden werden sechs pragmatisch-funktionale Untersuchungsmethoden in Anlehnung an de Langen (2010) vorgestellt und mit Materialien und Beispielen illustriert:

1. Gesprächsanalyse und Kommunikationsbeobachtung
2. Interviews
3. Kommunikationstests
4. Rating-Skalen für Sprachtherapeutin
5. Angehörigenbefragung
6. Selbsteinschätzung

uneinheitlicher Kommunikationsbegriff

Die Methoden gehen z. T. von unterschiedlichen Kommunikationsbegriffen aus und beziehen sich auf verschiedene Theorien, z. B. die Sprechakttheorie (Austin 1962; Searle 1971). Einige Autoren, u. a. de Langen (2010), kritisieren daher das Fehlen einer einheitlichen Bezugsquelle.

Gesprächsanalyse und Kommunikationsbeobachtung

Eine Untersuchungsmethode, die dem „natürlichen" Gespräch am nächsten kommt, ist die Gesprächsanalyse.

Definition

„Vorläufig verstehen wir ein **Gespräch** als jene bekannte und gebräuchliche Art der Unterhaltung, bei der sich zwei oder mehr Teilnehmer frei beim Sprechen abwechseln und die im allgemeinen außerhalb von besonderen institutionalisierten Kontexten wie Gottesdiensten, Gerichtsverhandlungen, Unterricht und ähnlichem stattfindet" (Levinson 2000, 309).

Vorüberlegungen

Die Sprachtherapeutin sollte sich folgende Fragen stellen, bevor sie eine Gesprächsanalyse durchführt:

1. Welche **Situation** soll beobachtet werden?
2. Welche **Personen** sind beteiligt?
3. Verläuft das Gespräch **„natürlich"** oder mit thematischen **Vorgaben**?
4. **Nimmt die Untersucherin** an der Situation **teil**?
5. Welche **Kriterien** des Gesprächs sollen analysiert werden, z.B. nonverbale Mittel oder Sprecherwechsel?

Bei der Kommunikationsbeobachtung können demnach entweder ein spontanes Gespräch oder ein vorgegebenes Thema die Grundlage bilden. Eine thematisch offene Gesprächssituation ergibt sich beispielsweise zu Beginn der Therapiestunde. Eine andere Möglichkeit besteht darin, dass der Klient und der Angehörige zu Hause eine ungezwungene, alltägliche Gesprächssituation aufzeichnen und die Aufnahme zur Therapiesitzung mitbringen (Bauer / Auer 2009).

Ein vorgegebenes Thema bietet den Vorteil, dass zwischen verschiedenen Paaren Vergleiche gezogen werden können. Allerdings leidet dadurch die Natürlichkeit eines Gesprächs.

Für **Videoaufnahmen** empfiehlt sich:

- zu Beginn einer Diagnostik- und Therapiephase vom Klienten und seinen Angehörigen eine entsprechende Einverständniserklärung einzuholen,
- ggf. ein externes Mikrophon auf den Tisch zu stellen,
- die Kamera so zu positionieren, dass alle Gesprächsteilnehmer im Bild sind, und
- darauf zu achten, dass sich die Personen nicht von der Kamera gestört fühlen.

Die Sprachtherapeutin nimmt das Gespräch zwischen ihr und dem Klienten bzw. zwischen dem Klienten und dem Angehörigen in einer Sitzung auf Video auf.

Falls die Sprachtherapeutin Zeit findet und das Gespräch transkribieren möchte, stehen verschiedene gesprächsanalytische Transkriptionssysteme zur Verfügung (z. B. Henne / Rehbock 2001, 66–82; Gesprächsanalytisches Transkriptionssystem GAT von Selting et al. 1998).

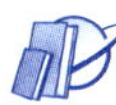

Wie solche Transkripte aussehen können, zeigen z. B. Bauer / Auer (2012): *www.aphasie.org/upload/aphasie/files/Artikel_Gesten_im_Gespraech_05-37.pdf*, 13.02.2013.

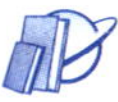

Im nächsten Schritt kann die quantitative und qualitative Auswertung der vorab festgelegten Analysekriterien erfolgen. Pragmatisch oder gesprächsanalytisch konzipierte Listen können die Auswertung erleichtern. Tabelle 12 stellt die wichtigsten Instrumente zur gesprächsanalytischen Auswertung vor.

Tab. 12: Instrumente zur gesprächsanalytischen Auswertung

Verfahren	Quelle	Untersuchungsgegenstand	Bewertung
Assessment Protocol of Pragmatic-Linguistic Skills (APPLS)	Original: Gerber / Gurland (1989) deutsche Übersetzung: Bongartz (1998b, 75–77)	1. Breakdowns durch linguistische Störungen, wie z.B. phonologische Störungen, oder pragmatische Störungen, z. B. kontextuelle Irrelevanz 2. Breakdown-Repair-Sequenzen: Strategien des Patienten (Verbesserungsversuche), z. B. Bestätigen, Strategien des Gesprächspartners (Repair-Signale), z. B. unspezifisches Nachfragen 3. erfolgreiche Gesprächsschritte: linguistische Struktur, pragmatische Fertigkeiten 4. quantitative Analyse, z. B. Prozentsatz der Gesprächsschritte, in denen Breakdowns auftreten 5. qualitative Zusammenfassung	⊕ Verknüpfung von linguistischen und pragmatischen Leistungen ⊖ sehr zeitaufwändig ⊖ Einarbeitung erforderlich
Kriterienlisten	Tesak (2007, 73 f, 76)	1. Verhalten der Person mit Aphasie bei Sprachproduktionsschwierigkeiten 2. oder Verstehensproblemen 3. kommunikative Eigenschaften des Kommunikationspartners	⊕ gut für ersten Eindruck und Überblick über Kommunikationsverhalten ⊖ informelle Listen, nicht für Therapieevaluation geeignet

Kriterienlisten	Tesak (2007, 73 f, 76)	1. Verhalten der Person mit Aphasie bei Sprachproduktionsschwierigkeiten 2. oder Verstehensproblemen 3. kommunikative Eigenschaften des Kommunikationspartners	⊕ gut für ersten Eindruck und Überblick über Kommunikationsverhalten ⊖ informelle Listen, nicht für Therapieevaluation geeignet
Dialogdiagnostik für aphasische Menschen und ihre primären Bezugspersonen (DiaDia)	Brunner/Hirzel (2009)	Hörer- und Sprecherstrategien der Primärbetroffenen (Personen mit Aphasie) sowie der Sekundärbetroffenen (Angehörige bzw. andere Kommunikationspartner)	⊕ Anhaltspunkte für eine Beobachtung ⊖ zwar Möglichkeit zu Häufigkeitsangaben, aber nur absolute Zahlen (keine Vergleiche möglich)
Pragmatic Protocol	Prutting/Kirchner (1987, 117 ff)	Liste mit 30 Parametern zu den 3 Bereichen verbale, paraverbale und nonverbale Kommunikation Beurteilung mit „angemessen" oder „unangemessen"	⊕ wurde auch bei anderen Klientengruppen, z. B. Klienten mit rechtshemisphärischen Läsionen, untersucht ⊕ berücksichtigt neben verbaler Kommunikation auch paraverbale und nonverbale Mittel ⊕ erlaubt keine quantitative Analyse

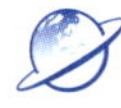

Die ins Deutsche übertragenen pragmatischen Parameter des „Pragmatic Protocol" (Prutting/Kirchner 1987) können auf der Verlagshomepage *www.reinhardt-verlag.de* eingesehen werden (Datei „Pragmatische Parameter").

Vorteile

Die Methode der Gesprächsanalyse untersucht die natürliche Kommunikation. Sie erfasst den Prozess des Gesprächs präzise und kann so effektive oder auch hemmende Kommunikationsstrategien identifizieren, die wiederum in der Beratung und Therapie besprochen werden können. Zudem lässt sich die Methode gut in wissenschaftlichen Untersuchungen einsetzen.

Nachteile

Allerdings erfordert die Kommunikationsbeobachtung bzw. Gesprächsanalyse mit ihren detaillierten Einzelschritten (z. B. Transkription der Gesprächssequenzen) einen Zeitaufwand, der häufig im therapeutischen Alltag kaum zu leisten ist. Nach Henne/Rehbock (2001) kann es darüber hinaus zu Schwierigkeiten bei der Datenerhebung kommen, wenn die Rahmenbedingungen, z. B. der Ort oder die Zeit, nicht passen, die Gesprächsteilnehmer unmotiviert sind oder sich die Personen durch die Kamera gestört fühlen.

Ein häufiger Kritikpunkt besteht darin, dass die beobachteten Leistungen in einer bestimmten Situation nicht auf andere Zusammenhänge übertragen werden können. Jedes Gespräch variiert je nach Kontext, Zeitpunkt, Thema etc. Dennoch empfehlen einige Autoren die Methode für eine Wiederholungstestung im Sinne einer Therapieevaluation (z. B. Bauer / Auer 2010).

Interviews

gelenkte Spontansprache

Einblicke in die pragmatisch-kommunikativen Fähigkeiten lassen sich auch im Rahmen eines Interviews mit dem Klienten gewinnen, das zu einer gelenkten Spontansprache führt. Das Interview kann – je nach Enge der Vorgaben – standardisiert oder semistandardisiert sein.

verschiedene Interviews

In der Literatur werden mehrere Interviewverfahren genannt, die im Folgenden ausführlicher dargestellt werden:

1. **Aachener Aphasie Test (AAT): Testteil „Spontansprache"** mit erster Auswertungsskala „Kommunikationsverhalten" (Huber et al. 1983)
2. **Assessment of Communicative Skills Interview (ACSI)** (Herrmann et al. 1989)
3. **Interview zur pragmatisch-funktionellen Diagnostik bei Aphasie (PFD)** für Patienten mit schwerer Aphasie (Balazs et al. 2010)

AAT-Interview

Der Testteil „Spontansprache" im Aachener Aphasie Test (AAT) verfolgt u. a. das Ziel, „das Ausmaß der Kommunikationsstörung" (Huber et al. 1983, 19) festzustellen, wobei die übrigen Testteile nur auf die linguistischen Ebenen abzielen. Er ist so aufgebaut, dass die Sprachtherapeutin ein zehnminütiges Interview nach einem vorgegebenen Leitfaden führt. Dieser enthält offene Fragen zu vier thematischen Bereichen. Wenngleich die genaue Formulierung der Frage variiert werden kann, sollten folgende Themen angesprochen werden:

1. **Krankheitsverlauf**, z. B.:
   - „Wie hat es mit Ihrer Krankheit angefangen?"
   - „Was ist im Krankenhaus passiert?"
   - „Wie ging es weiter?"
2. **Beruf**, z. B.:
   - „Was sind Sie von Beruf?"
   - „Was haben Sie zuletzt gearbeitet?"
   - „Was haben Sie dort gemacht?"
3. **Familie**, z. B.:
   - „Erzählen Sie mir bitte von Ihrer Familie. Was machen Ihre Angehörigen?"
   - „Wo sind Sie aufgewachsen?"
   - „Wie sind Sie in diese Gegend gekommen?"

4. **Hobbys**, z. B.:
   - „Was machen Sie am liebsten in Ihrer Freizeit?"
   - „Haben Sie ein Hobby?"
   - „Wie haben Sie Ihren letzten Urlaub verbracht?"

Auswertung Die Beurteilung der Kommunikationsfähigkeit erfolgt auf der ersten Skala „Kommunikationsverhalten". Diese reicht von null Punkten, („keine verständliche sprachliche Äußerung UND deutliche Beeinträchtigung im Sprachverständnis") bis hin zu fünf Punkten („keine Störung der sprachlichen Kommunikation UND / ODER minimale Schwierigkeiten beim Sprechen UND / ODER der Patient berichtet von sprachlichen Schwierigkeiten, die der Gesprächspartner nicht bemerkt") (Huber et al. 1983, 24).

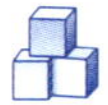

Die genaue Auswertung befindet sich im AAT-Manual auf Seite 26 bzw. im AAT-Protokollbogen auf Seite 9 (Huber et al. 1983).

Vorteile Das AAT-Interview wurde psychometrisch untersucht und weist gute Testgütekriterien auf. Als semistandardisiertes Leitfadeninterview gibt es einen wichtigen ersten Überblick über die kommunikativen Fähigkeiten des Klienten sowie seine Abhängigkeit vom Kommunikationspartner und ermöglicht eine quantitative Einschätzung auf einer sechsstufigen Skala.

Nachteile Allerdings reicht die Skala für sich genommen nicht aus, um auch geringe Fortschritte der Sprachtherapie abzubilden. Außerdem bezieht sich die Bewertung ausschließlich auf die verbalen Leistungen und nicht auf effektive Kompensationsstrategien, beispielsweise durch Gestik.

ACSI Die primäre Zielgruppe des Assessments of Communicative Skills Interview (ACSI) (Herrmann et al. 1989) sind Klienten mit chronischer schwerer nichtflüssiger Aphasie. Im Gegensatz zum AAT-Interview ist das ACSI vollstandardisiert. Die 20 Fragen sind im Wortlaut vorgegeben und beziehen sich auf die Themenbereiche der Erkrankung, Reaktionen der Familie und alltägliche Aktivitäten.

Bei der Durchführung kann die Sprachtherapeutin zwar auf die Äußerungen des Klienten eingehen, sollte dann aber wieder zurück zum Interview kommen, da nur so eine ökonomische Durchführung gewährleistet werden kann. Die Fragen können dabei jeweils drei Fragetypen zugeordnet werden:

- fünf **Ja-/Nein-Fragen**, z. B.: „Sind Sie verheiratet?"
- sieben **Fragen mit Interrogativpronomen („W-Fragen")**, z. B.: „Wer hat sich nach der Erkrankung am meisten um Sie gekümmert?"
- acht **narrative Fragen mit Erzählaufforderung**, z. B.: „Können Sie mir erzählen, wie Sie normalerweise Ihre Abende verbringen?"

Die Originalfassung der Interviewfragen findet sich bei Herrmann et al. (1989, 351).

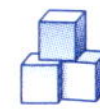

Auswertung

Das Interview wird auf zwei Skalen ausgewertet:

- Einschätzung der **kommunikativen Fertigkeiten** auf einer fünfstufigen Skala
- Bewertung der **Kommunikationsstrategien** auf einer siebenstufigen Skala

Die genaue Beschreibung der Skalen findet man beispielsweise bei Schneider (1998, 167).

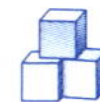

Einschätzung

Auch das ACSI ist psychometrisch untersucht. Durch die Vollstandardisierung ermöglicht es einen Vergleich zwischen einzelnen Klienten und eignet sich gut für eine strukturierte Erstdiagnostik bei schwer betroffenen Patienten mit chronischer unflüssiger Aphasie. Vorteilhaft ist außerdem, dass auch nonverbale Strategien in die Einschätzung der funktionalen Kommunikationsfähigkeit eingehen.

Das Gespräch kann allerdings aufgrund der engen Orientierung an den Fragen künstlich wirken. Zur Therapieevaluation eignet es sich kaum (de Langen 2010).

PFD

Das Interview zur pragmatisch-funktionellen Diagnostik bei Aphasie (PFD) für Patienten mit schwerer Aphasie (Balazs et al. 2010) wurde im Rahmen von Bachelor-Arbeiten erstellt. Auch wenn eine Publikation des Verfahrens noch aussteht, soll es an dieser Stelle kurz vorgestellt werden, um einen Eindruck der Fragen und Aufgabenstellungen zu vermitteln. Die Bezeichnung „Interview" ist beim PFD nicht ganz zielführend, da einige Untertests eher als sprachliche Aufgaben und weniger als Gespräch zu bewerten sind.

Das Instrument besteht aus acht Untertests mit insgesamt 54 Items (Balazs 2009):

1. Zustimmung/Ablehnung, z.B.: „Scheint die Sonne?"
2. personenbezogene Angaben, z.B.: „Wie lautet Ihr Vorname?"
3. schriftliches Handeln, z.B.: „Schreiben Sie auf, was Sie alles für ein Abendessen einkaufen!"
4. falschen Äußerungen widersprechen, die über das gesamte Interview verteilt sind, z.B.: „Ich habe gehört, Sie sind in London geboren." (Die Sprachtherapeutin schreibt den Satz parallel auf.)
5. Alltagsorientierung anhand von Logos/Piktogrammen und Schrift, z.B.: „Wo holen Sie Geld?" (Logos von Theater, Bank und Kino stehen zur Auswahl.)

6. Aufzählungen, z. B.: „Was gibt es alles im Kleiderschrank?"
7. Vorgangsbeschreibungen, z. B.: „Wie brät man ein Spiegelei?"
8. Acting-Out-Situationen, z. B.: „Legen Sie das Buch auf den Stuhl!"

Für die Durchführung liegen z. T. Abbruchkriterien der Untertests vor. Außerdem kann die Sprachtherapeutin Hilfen anbieten, die in die Bewertung mit einfließen.

Einschätzung

Das PFD berücksichtigt Sprechakte, die in anderen Diagnostikverfahren nicht vorkommen, z. B. das Widersprechen. Außerdem zielt das Verfahren darauf ab, die sprachliche und nicht-sprachliche Kommunikation umfassend zu messen, d. h. auch Gesten oder ein Kommunikationsbuch können bei den Fragen und Aufgaben eingesetzt werden. Alltagsrelevante Aufgaben, wie beispielsweise einen Einkaufszettel zu schreiben, werden berücksichtigt.

Einige Untertests (z. B. Vorgangsbeschreibungen) dürften allerdings für die Zielgruppe (Personen mit schweren Aphasien) zu anspruchsvoll sein. Hinzu kommt, dass das Verfahren bislang nur an Einzelfällen überprüft wurde.

Einige Aufgaben geben Anregungen für die **informelle Aphasiediagnostik**: Beispielsweise kann die Sprachtherapeutin in Zeitschriften oder der Internetbildersuche alltagsrelevante Piktogramme finden, z. B. für „Aufzug", „Toilette" oder „Post". Zunächst kann das Verständnis für die Bilder untersucht werden, indem z. B. bei einer Dreier-Auswahl auf das Zielwort gezeigt werden soll. Diese Überprüfung dient wiederum der Therapieplanung und gibt Hinweise darauf, inwieweit ein Kommunikationsbuch mit Piktogrammen oder Logos zum jeweils aktuellen Zeitpunkt effektiv für die Kommunikation sein könnte.

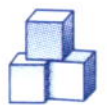

Im PFD wird eine Ja / Nein-Tafel als Hilfestellung angeboten, um geschlossene Fragen zu beantworten. Ob dies für den jeweiligen Klienten eine gute Hilfe darstellt, kann leicht überprüft werden.

Kommunikationstests

Pragmatisch-kommunikative Fähigkeiten lassen sich auch in einem Test überprüfen. Dies hat den Vorteil, dass das Verhalten direkt beobachtbar und überprüfbar ist. Durch die festgelegten Aufgaben kann die Sprachtherapeutin zwischen den Leistungen verschiedener Klienten vergleichen (interindividueller Vergleich), aber auch den Verlauf bei einem Klienten vor und nach einer Therapiephase evaluieren (intraindividueller Vergleich).

In der Fachliteratur werden die folgenden drei Kommunikationstests genannt und beschrieben:

1. **Amsterdam-Nijmegen Everyday Language Test (ANELT)** (Blomert/Buslach 1994)
2. **Scenario-Test** (van der Meulen et al. 2008)
3. **Kommunikationstest für aphasische Personen und ihre Angehörigen (KAPUA)** (Bülau et al. 2007)

ANELT

Untersuchung der verbalen Kommunikationsfähigkeit: Der Amsterdam-Nijmegen Everyday Language Test (ANELT) überprüft die verbale Kommunikationsfähigkeit in zehn Alltagssituationen, z. B. in der Wäscherei oder beim Blumenkauf. Die Aufgaben werden als Quasi-Rollenspiele durchgeführt.

Zielgruppe des ANELT sind Klienten mit einem Sprachverständnis, das ausreicht, um die Aufgabenstellung zu verstehen. Das Verfahren eignet sich dagegen kaum für Klienten, die lediglich recurring utterances, Stereotypien oder Jargon äußern bzw. mutistisch sind.

Als informelles **Ausschlusskriterium** gilt: Erhält ein Klient null Punkte auf der Skala des Kommunikationsverhaltens im AAT-Interview, eignet er sich nicht für die Testung mit dem ANELT.

Durchführung

Für einige Aufgaben werden Realgegenstände, wie z. B. ein Hemd mit Brandloch, ein kaputter Schuh und ein Handschuh benötigt (Abb. 6).

Die Sprachtherapeutin zeichnet die Testdurchführung auf, wobei eine Audioaufnahme ausreicht, da nur die verbalen Äußerungen in die Bewertung einfließen. Sie bereitet den Klienten auf den Test mit der folgenden Instruktion vor: „Ich zeige Ihnen einige Alltagssituationen. Diese Situationen haben Sie schon erlebt, oder sie könnten Ihnen schon passiert sein. Ich möchte gerne wissen, was Sie in einer solchen Situation sagen würden. Bevor wir anfangen, üben wir das an zwei Beispielen."

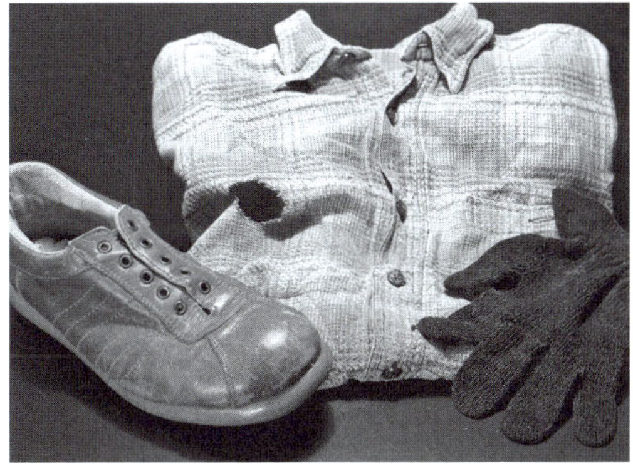

Abb. 6: Beispiele für Realgegenstände im ANELT

Wichtig ist, dass die Sprachtherapeutin den Klienten dazu auffordert, in der direkten Rede zu sprechen. Äußerungen wie „ich würde sagen, dass …" sollen vermieden werden, da sie einen Konjunktiv verlangen und der Klient sich nicht direkt in seiner Rolle wiederfindet. Die Sprachtherapeutin darf selbst nicht aktiv am Rollenspiel teilnehmen, sondern liest die Aufgabe lediglich vor. Allerdings motiviert sie den Klienten zu möglichst vielen sprachlichen Äußerungen.

Manchmal ist es hilfreich, wenn die Sprachtherapeutin den Klienten vorher informiert, dass sie selbst nichts sagen darf. Ansonsten wartet dieser – wie in einem üblichen Gespräch – auf eine Erwiderung seines Gegenübers. Außerdem kann die Sprachtherapeutin, nachdem sie die Aufgabe vorgelesen hat, die Hand beiläufig vor den Mund halten.

Der ANELT ist bislang nur im Niederländischen publiziert. Eine Veröffentlichung im deutschsprachigen Raum ist in Vorbereitung (de Langen 2010).

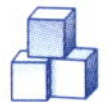

Ein **adaptierter Protokollbogen für den ANELT** kann jedoch von der Homepage der Heilpädagogischen Hochschule Zürich heruntergeladen werden: *www.hfh.ch/webautor-data/79/ANELT-Endversion.pdf*, 13.02.2013. Allerdings ist anzumerken, dass die Bewertungsskalen nicht von 1–5 (wie in der Originalversion von Blomert / Buslach 1994), sondern von 0–4 reichen. Dies ist wichtig, da sich der Summenscore dadurch verändert.

Auswertung

Die Sprachtherapeutin hört sich die Aufnahme an und beurteilt jedes der zehn Items auf zwei Skalen, die jeweils von 1 (= nicht verständlich) bis 5 (= vollständig verständlich) reichen. Die

- **inhaltliche Skala (A-Skala)** misst die sprachliche Adäquatheit, die
- **auditive Skala (B-Skala)** bildet die auditive Verständlichkeit ab.

Auf beiden Skalen werden die Bewertungen der zehn Items zusammengezählt, sodass man schließlich in der Originalversion zwei Summenwerte zwischen 10 und 50 Punkten erhält. Daraus lässt sich der Schweregrad der Beeinträchtigung ableiten (Tab. 13).

Version 2

Um Veränderungen im Zeitverlauf zu messen, wurde eine zweite gleich schwierige Version des ANELTs entwickelt (Blomert / Buslach 1994).

Tab 13: Schweregradeinteilung im ANELT (übersetzt aus Blomert et al. 1995, 69)

Kategorie	Summenscore
sehr schwer	10–19
schwer	20–29
mittelschwer	30–39
leicht / minimal	40–48
keine Störung	49–50

Der klare Vorteil des ANELTs besteht insgesamt in seiner Standardisierung, die einen inter- sowie intraindividuellen Vergleich ermöglicht.

Vorteil

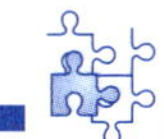

Unterschiedliche Effektivität sprachlicher Mitteilungen: Zwei Klientinnen reagieren in ein und derselben Situation sprachlich vollkommen unterschiedlich (Version 1, Item 3):

Th: „Wir sind in einem Geschäft und Sie wollen einen Fernseher kaufen. Ich bin die Verkäuferin. ‚Was kann ich für Sie tun, gnädige Frau?'"

Frau D.: „Ja Sie tun alles aber ... ich äh möchte etwas kaufen ... ich will mal fragen was was Sie kaufen werden ... was Sie verkaufen werden ... und dann ... überleg ich mir das."

Frau R.: „Fernseh ... brocht äh nein ... ein bisschen äh ... Käuferin ... Grüß Gott sagen ...ähm Fernseh ... ein bißchen ... zusammen schauen ... ähm ... ein bisschen ... kleiner Fernseh."

An den Fallbeispielen ist zu erkennen, dass beide Personen ihre Mitteilung unterschiedlich effektiv überbringen. Die Standardvorgaben ermöglichen in diesem Fall den interindividuellen Vergleich zwischen den Klientinnen.

Nachteile

Die Auswertungstabellen der Prozentränge und T-Werte sind allerdings derzeit nur im niederländischen Handbuch zu finden.

Prinzipiell ist der Kommunikationsbegriff im ANELT zu hinterfragen, da der Test nur die verbale Kommunikationsfähigkeit erhebt und eine für den Klienten evtl. effektive Gestik außer Acht lässt. Außerdem stellt er eine künstliche Situation her, weil es sich um einen fiktiven Dialog handelt, bei dem die Sprachtherapeutin nicht mitagieren kann. Hinzu kommt, dass es für manche Klienten schwierig ist, eine Rolle zu spielen und in der direkten Rede zu sprechen.

An der **Auswertung** des ANELTs wird zudem kritisiert, dass nicht genau festgelegt ist, welche Voraussetzungen der Klient erfüllen muss, um einen bestimmten Punktwert zu erhalten. Die Autoren geben zwar an, dass die Übereinstimmung der Beurteiler (Interrater-Reliabilität) ausreichend hoch ist. Allerdings wurden diese vorher geschult. Bei untrainierten Sprachtherapeutinnen besteht daher möglicherweise Unsicherheit bei der Interpretation und Auswertung der Ergebnisse. Um dem entgegenzuwirken, versuchen Ruiter et al. (2011) nun eine quantitative Bewertung einzuführen, die aus der Anzahl der genannten Informationseinheiten hervorgeht.

Außerdem fließt nicht in die Bewertung mit ein, wie viel **Zeit** der Klient für eine Äußerung benötigt. Dies ist im Alltag häufig anders, wo die zeitliche Ökonomie im Gespräch eine wichtige Rolle spielt.

Scenario-Test

Untersuchung der totalen Kommunikationsfähigkeit: Der Scenario-Test wurde von van der Meulen et al. (2008) in den Niederlanden entwickelt. Er ist ähnlich aufgebaut wie der ANELT. Auch hier liegen Alltagssituationen, wie z. B. ein Restaurant- oder Arztbesuch, zugrunde. Die sechs Testsituationen beinhalten jeweils drei Aufgaben, d. h. insgesamt gibt es 18 Items. Der Test untersucht nicht nur die verbale, sondern eine umfassende Kommunikationsfähigkeit und berücksichtigt somit auch Gestik, Mimik, Zeichnen, Schreiben und den Einbezug von Hilfsmitteln. Die Sprachtherapeutin agiert eher als authentischer Gesprächspartner in einem natürlichen Dialog und gibt, falls erforderlich, gestaffelte Hilfestellungen.

Zielgruppe und Durchführung

Der Scenario-Test eignet sich besonders für schwerer betroffene Klienten mit unflüssiger Spontansprache. Er wurde bislang in den Niederlanden veröffentlicht; die deutsche Übersetzung wird derzeit noch evaluiert und ist noch nicht publiziert.

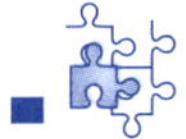

Alltagssituation „Arztbesuch“: Th.: „Sie husten (Geste für Husten) schon wochenlang. Sie (zeigen) gehen zum Arzt (zeigen). ‚Was haben Sie?‘, fragt er.“

Bei der Durchführung legt die Sprachtherapeutin pro Aufgabe ein entsprechendes Situationsbild vor den Klienten auf den Tisch. Dann trägt sie mündlich die vorgegebene Instruktion vor und fordert den Klienten zu einer Äußerung auf:

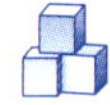

Die Situationsbilder und Instruktionen können ausschnittsweise in der Tagungspräsentation von van der Meulen / van de Sandt-Koenderman (2007) angesehen werden: *www.bkl-ev.de/sommerschule/pdf/Sandt-Koendermann.pdf*, 13.02.2013.

Auswertung

Die Auswertung bezieht die Hilfestellungen der Sprachtherapeutin mit ein:

- 3 = komplette Information, ohne Hilfe
- 2 = komplette Information, mit geringer Hilfe
- 1 = komplette Information, Hilfe durch Ja- / Nein-Fragen
- 0 = keine Information, Ja- / Nein-Fragen nicht adäquat beantwortet

Einschätzung

Der Scenario-Test wies in der Untersuchung der niederländischen Version gute Testgütekriterien auf (van der Meulen et al. 2010). Erste Ergebnisse der deutschsprachigen Evaluation sprechen ebenso für gute Kennwerte (Jakob 2012). Qualitativ gibt der Scenario-Test Hinweise auf effektive Strategien des Klienten, wie z. B. Gesteneinsatz oder Zeichenleistungen. So ist auch eine differenzierte Untersuchung von Personen mit schweren Aphasien möglich. Bislang sind der Test sowie die Normdaten allerdings nicht für den deutschsprachigen Raum verfügbar.

Der Kommunikationstest für aphasische Personen und ihre Angehörigen erinnert an die Prinzipien des PACE-Ansatzes (Kap. „PACE-Therapie") (Bülau et al. 2007). Der Klient soll seinem Angehörigen mithilfe aller verfügbaren Kommunikationsmittel bestimmte Bildinhalte mitteilen. Dazu arbeitet der Test mit

KAPUA

1. einfachen Gegenständen,
2. realistischen Situationen,
3. unrealistischen Situationen und
4. Bildergeschichten.

In den Kategorien 1–3 befinden sich jeweils vier Items. Die Sprachtherapeutin legt Papier und Stifte auf den Tisch. Der Angehörige wird explizit darauf hingewiesen, dass er sich z. B. durch Raten oder Nachfragen aktiv an der Informationsübermittlung beteiligen soll. Die aphasische Person und sein Angehöriger haben für jede Bildgruppe vier Minuten Zeit.

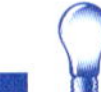

Der Test ist bislang nur beschrieben, wurde aber noch nicht mit konkretem Material publiziert. Dennoch kann seine Systematik Anregungen für eine informelle Anwendung mit selbst zusammengestelltem Material geben. Die Aufgaben können auch ohne Zeitmessung ausgeführt werden, wobei dann die Vergleichbarkeit zwischen verschiedenen Paaren wegfällt.

Beispiele für KAPUA-Bilder (hier: ELA-Bildkarten mit jeweiliger Nr.) (Stark 1992–1997):

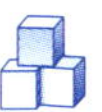

- Objekte: Flöte (Nr. 127), Kamm (Nr. 81), Waage (Nr. 80), Hose (Nr. 11)
- einfache Situationen: Der Mann raucht (Nr. 0104), Das Mädchen hängt die Wäsche auf (Nr. 0506), Der Mann grillt (Nr. 0308), Die Frau wäscht sich die Hände (Nr. 0145),
- unrealistische Situationen, z. B. aus der Bildersuche im Internet: Ein Eichhörnchen trinkt aus einer Cola-Flasche mit einem Strohhalm: *www.bilderblog.org/wp-content/uploads/2007/07/lustige_bilder_1.jpg*, 04.02.2013; Die Katze hält dem Hund die Augen zu: *http://4.bp.blogspot.com/_L20mouBsXzM/SnFOzN24RaI/AAAAAAAACIk/hjC2T3WNblA/s400/Katzen_Hunde.jpg*, 04.02.2013.
- Bildergeschichten: z. B. Fotobox Bildsequenzen (Prolog) (EAN/ISBN/DOI: 4040555156704) oder ELA Fotoserie Box3 (Stark 1992–1997)

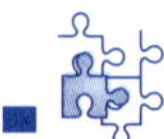

Vermittlung des Begriffs „Flöte“: Herr I (HI) soll seiner Ehefrau, Frau I (FI), in der ersten Bildkategorie des KAPUA u.a. als einfachen Gegenstand den Begriff „Flöte“ vermitteln:

HI: „Eine Lanzerote, eine Lanzerote (-) (zeichnet) eine (-) Mund (Pause) eine Mund eine Mund Stück (Pause) ein Mundstück (Pause) ein Mundstück“ (wird leiser)

FI: „Ist es ein Instrument?“

HI: „Ja!“

FI: „Kann man damit etwas blasen?“ (gestikuliert mit beiden Händen, Pantomime für Korpus einer Trompete)

HI: „Ja!“

FI: „Blockflöte?“

HI: „Ja, Blockflöte!“

Auswertung

Die Items werden auf zwei Ebenen ausgewertet:

- **quantitativ auf einer vierteiligen Skala:** Dabei wird notiert, ob die Information nicht (1 Pkt.), teilweise (2 Pkte.), überwiegend (3 Pkte.) oder ganz (4 Pkte.) übermittelt wird. Für eine Kategorie ist damit ein maximaler Punktwert von 16 möglich. Als Gesamtwert für die Kategorien 1–3 sind maximal 48 Punkte zu erzielen. Für die Bildergeschichte (Kategorie 4) stellen die Autoren keine Auswertung bereit.
- **qualitativ:** Eine qualitative Einschätzung erfolgt durch die gesprächsanalytische Einschätzung der Hörer- und Sprecherstrategien der Angehörigen und Betroffenen.

Einschätzung

Der Test kann mit eigenem Material informell angewendet werden und hält viele Ansatzpunkte für die Beratung im Hinblick auf effektive und hemmende Strategien bereit. Beispielsweise kann sich für ein Paar die effektive Strategie ergeben, dass der Klient zwar nicht das Zielwort mündlich benennen oder komplett aufschreiben kann, es aber schafft, den Anfangsbuchstaben des gesuchten Wortes korrekt zu notieren (mit einem Stift auf Papier oder auch nur mit dem Zeigefinger auf der Tischplatte). Der Angehörige erhält auf diese Weise einen hilfreichen Tipp und kann durch Wortvorschläge weiterhelfen. Eine hemmende Strategie wäre es, wenn der Angehörige durch voreiliges, zu spezifisches Raten eine wirksame Kommunikation unterbindet.

Die Ergebnisse einer psychometrischen Untersuchung des KAPUAs wurden bislang allerdings nicht vollständig veröffentlicht, ebenso wenig das Material. Daher liegt keine Standardisierung vor. Für die Anwendung bei Klienten mit schwerer Aphasie erscheinen zudem die Bildkategorien 2–4 als zu anspruchsvoll.

Untersuchung nonverbaler Kommunikationsmittel:
Zusätzlich zu der umfassenden Kommunikationsdiagnostik können einzelne nonverbale Kommunikationsmittel untersucht werden.

Zeichenfähigkeit

Um zu prüfen, ob bei aphasischen Klienten mit starken lautsprachlichen Einschränkungen das Zeichnen als Kompensationsstrategie eingesetzt werden kann, sind Zeichenaufgaben sinnvoll.

Gesten

Neben der Zeichenfähigkeit kann auch die Überprüfung der Gestenproduktion hilfreich sein und Informationen für die Therapieplanung liefern. Goldenberg et al. (2003) unterscheiden zwischen zwei Aufgabenarten:

- **Imitieren bedeutungsloser Gesten**, z.B. Daumen und Mittelfinger berühren sich; der rechte Fuß ist vorne über den linken Fuß geschlagen
- **Prüfung der Pantomime des Objektgebrauchs**, z.B. eine Geste für „trinken“ oder „Hammer“ produzieren lassen

Im „Pantomime und Zeichnen Test“ (Goldenberg et al. 2003) sollen je 20 Alltagsgegenstände gezeichnet und pantomimisch dargestellt werden. Für zehn der Items werden beide Modalitäten verlangt, sodass ein direkter Vergleich der Leistungen möglich ist. Der Test wird folgendermaßen durchgeführt: Der Klient sieht ein Foto eines Objekts, das dann wieder verdeckt wird. Anschließend soll er dieses aus dem Gedächtnis zeichnen bzw. pantomimisch darstellen. Für jedes Item sind zwei bis vier essentielle Merkmale beschrieben, die jeweils erfüllt sein müssen (z.B. Gewinde bei „Glühbirne“, Krümmung bei „Banane“, Zuspitzung nach unten bei „Karotte“).

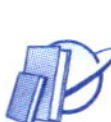

Goldenberg (2003) geht auf Untersuchungen zur Pantomime und zum Zeichnen bei links- und rechtshirnigen Läsionen sowie zum Zusammenhang zwischen Leistungen in der Pantomime, des Zeichnens, des Imitierens und der Sprache ein.

Einschätzung

Die Überprüfung der Zeichenfähigkeiten und der pantomimischen Leistungen lassen Rückschlüsse auf Ressourcen oder Störungen zu, die man in der kommunikationsorientierten Aphasietherapie nutzen kann bzw. beachten muss.

Der „Pantomime und Zeichnen Test“ (Goldenberg et al. 2003) ist bislang jedoch nicht veröffentlicht. Auch sonst stehen im deutschsprachigen Raum keine standardisierten Diagnostikverfahren für diesen Bereich zur Verfügung.

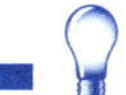

Die Sprachtherapeutin kann allerdings die Fähigkeiten des Patienten, Objekte oder Handlungen zeichnen bzw. pantomimisch darstellen zu können, informell prüfen. Beispielsweise kann sie dem Klienten das Foto eines Schlüssels zeigen, dieses umdrehen und den Klienten bitten, das Bild aus dem Gedächtnis nachzuzeichnen.

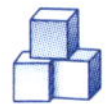

Als Bildmaterial eignen sich beispielsweise die Gestenbilder (Prolog), Bildkarten einfacher Objekte (Schubi) oder Fotos mit Handlungen aus dem Material Fotoboxen Verben (Prolog) sowie aus dem ELA-Material (Stark 1992–1997) (vgl. Kap. „PACE-Therapie").

Ratingskalen für die Sprachtherapeutin

Zur Beurteilung der Kommunikationsfähigkeit stehen auch Ratingskalen zur Verfügung, welche die Sprachtherapeutin basierend auf ihren Beobachtungen ausfüllt.

CIRSAG

Ein häufig genutztes Instrument stellt die „Communication Interaction Rating Scale for Aphasia Group" (CIRSAG) dar. Dieses Verfahren besteht aus sieben Items und zielt darauf ab, die Häufigkeit und Effektivität der kommunikativen Interaktion des Klienten in einer Gruppensituation zu erfassen. Gefragt wird beispielsweise danach, wie sehr sich der Teilnehmer an Gesprächen oder am Gruppengeschehen beteiligt oder wie häufig der Teilnehmer in der Lage ist, seinem Gesprächspartner eine Information erfolgreich zu übermitteln.

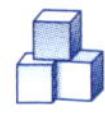

Der ins Deutsche übertragene Bogen der CIRSAG findet sich bei Masoud (2009, 34–36).

ASHA FACS

Ein interessantes und umfassendes Instrument mit Rating-Skalen stellt das „Functional Assessment of Communication Skills for Adults" (FACS) dar, das von der American Speech-Language-Hearing-Association (ASHA) entwickelt wurde (Frattali et al. 1995). Allerdings ist das Verfahren bislang noch nicht für den deutschsprachigen Raum übersetzt und publiziert.

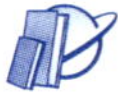

Informationen zum Aufbau und zu den psychometrischen Gütekriterien finden sich beispielsweise bei Schütz (2012).

Angehörigenbefragung

Voraussetzungen

Der Befragung von Angehörigen oder bedeutenden Bezugspersonen kommt eine wichtige Rolle in der pragmatisch-funktionalen Aphasiediagnostik zu. Für einen erfolgreichen Einsatz dieser Methode müssen jedoch gewisse Voraussetzungen erfüllt sein. Angehörige bzw. Bezugspersonen sollten

- prinzipiell verfügbar sein,
- ein gutes Lesesinnverständnis aufweisen,
- nicht zu stark belastet sein, da sich dies evtl. negativ auf die Beurteilung auswirken könnte,
- einen möglichst täglichen oder regelmäßigen Kontakt zum Klienten pflegen
- und – je nach Fragebogen – den Klienten bereits vor dem Ereignis gekannt haben.

Tabelle 14 gibt einen Überblick über deutschsprachige Angehörigenfragebögen, die z.T. psychometrisch untersucht sind.

Tab. 14: Überblick über Angehörigenfragebögen

Abkürzung	Name des Fragebogens	Autor(en) (Jahr)	psychometrisch untersucht? (Quelle)	Link im Internet
CETI	Communicative Effectiveness Index	Lomas et al. (1989), Schlenck / Schlenck (1994)	ja (z.B. Lomas et al. 1989)	*www.aphasie.org/upload/aphasie/files/Fragebogen_2.pdf*, 07.03.2013
CAL	Questionnaire about everyday communicative practice – Communicative activity log	Pulvermüller et al. (2001)	nein	*www.aphasie.org/upload/aphasie/files/Fragebogen_1.pdf*, 07.03.2013
	Angehörigenfragebogen zu den Kommunikationsfertigkeiten aphasischer Patienten	Arnold et al. (2009)	ja (Arnold et al. 2012)	*www.aphasie.org/upload/aphasie/files/Fragebogen_5_Angehoerige.pdf*, 07.03.2013
FAK	Fragebogen zur Erfassung der Alltagskommunikation	Schubert (2005)	nein	*www.db-thueringen.de/servlets/DocumentServlet?id=2617*, 07.03.2013
PKF	Partner-Kommunikations-Fragebogen	Blomert (1993), deutsche Übersetzung: de Langen (2004)	ja (z.B. Schütz 2012, Schütz / de Langen 2010)	*www.aphasie.org/upload/aphasie/files/Fragebogen_4.pdf*, 07.03.2013
	Auswirkungen der Sprachstörungen auf die Alltagskommunikation	Bongartz (1998a)	nein	*www.aphasie.org/upload/aphasie/files/Fragebogen_10_FASA_Bongartz.pdf*, 07.03.2013

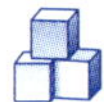

Im Fragebogen-Archiv der schweizerischen Zeitschrift „Aphasie und verwandte Gebiete" stehen noch weitere Fragebögen zum Download bereit: *www.aphasie.org/index.php?id=480*, 04.02.2013. Außerdem werden die Instrumente dort in Steckbriefen beschrieben, sodass die Sprachtherapeutin einen schnellen Einblick in die Charakteristika der Verfahren gewinnt.

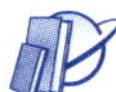

Schütz (2010) analysiert verschiedene Angehörigenfragebögen kritisch im Hinblick auf ihre Methodik, ihren Untersuchungsgegenstand und ihre psychometrischen Qualitäten. Der Artikel steht auf der folgenden Seite zur Verfügung: *http://aphasie.org/upload/aphasie/files/Bulletin_2_10.pdf*, 04.02.2013.

Vorteile

Angehörige werden als wichtige Informationsquellen angesehen, da sie die **tatsächliche Kommunikationsfähigkeit** des Klienten in verschiedenen Alltagssituationen beobachten können. Die Sprachtherapeutin hingeben kann ihre Einschätzungen nur auf der Basis eines eingeschränkten Blickwinkels erstellen, der sich auf das künstliche und zeitlich begrenzte Setting im Therapiezimmer begrenzt.

Zusätzlich ist von Vorteil, dass sie Aussagen zum **prämorbiden Verhalten** treffen und Vergleiche zum aktuellen Stand ziehen können. Die schriftliche Befragung ist dabei im Vergleich zu vielen anderen Methoden eine zeitökonomische Variante, da die Sprachtherapeutin den Bogen lediglich bei den Angehörigen abgeben und wieder in Empfang nehmen muss. Die meisten Fragebögen enthalten einen kurzen Einführungsteil mit Beispielitems und sind daher selbsterklärend.

Nachteile

Die Angehörigenbefragung ist allerdings **nicht zu jedem Zeitpunkt** möglich. Erst wenn die Klienten zuhause leben und zusammen mit den Angehörigen wieder einen relativ geregelten Alltag erfahren haben, bietet es sich an, Fragen nach der Effektivität der Kommunikation bei sprachlichen Alltagshandlungen zu stellen.

Fragebögen, wie z. B. der Partner-Kommunikations-Fragebogen (PKF) (de Langen 2004), eignen sich in bestimmten Fällen auch zur Verlaufs- oder Ergebnisdiagnostik (Schütz 2012). Wenn die Testung allerdings zu früh angesetzt wird, kann der Fall eintreten, dass Angehörige ihre Partner in der postakuten Phase besser bewerten als zu einem späteren Zeitpunkt – trotz Aphasietherapie. Dies mag damit zusammenhängen, dass die Angehörigen

Wenn Angehörige einen Fragebogen erhalten, mit dem sie die Kommunikationsfähigkeit ihres Partners einschätzen sollen, kann es auf Seiten der Bezugsperson zu Gefühlen von Unsicherheit und Überforderung kommen. In solchen Fällen ist es wichtig, die Angehörigen zu ermutigen und sie in der Rolle der **Experten für die Alltagskommunikation** zu stärken.

erst im Laufe der Zeit das Ausmaß der sprachlichen Schwierigkeiten beim Klienten bemerken.

Ebenso neigen die Partner bei der Evaluation eines Angehörigenseminars dazu, die Kommunikationsfähigkeit des Betroffenen schlechter einschätzen als vor dem Training (Genal / de Langen-Müller 2004). Dies weist darauf hin, dass Angehörige und Bezugspersonen durch Therapie und Beratung sensibilisiert wurden.

Selbsteinschätzung des Klienten

Kommunikationsfähigkeit

Die wenigsten Verfahren beziehen sich bislang auf die Befragung der Klienten selbst, da die Beurteilung der Kommunikationsfähigkeit meist von den Sprachtherapeutinnen oder Angehörigen erfolgt. Jedoch sollte sich eine ICF-basierte und klientenzentrierte Rehabilitation stets primär an den subjektiv erlebten Erfahrungen der Klienten orientieren. In letzter Zeit hat deshalb die Selbstbefragung an Aufmerksamkeit gewonnen (Swinburn / Byng 2006).

Lebensqualität und Partizipation

Wenn es darum geht, Emotionen oder die eigene Lebensqualität einzuschätzen, geben Betroffene oftmals andere Urteile als ihre Angehörigen ab (Hilari et al. 2007). Die Selbstbeurteilung findet deshalb auch in diesem Bereich Anwendung. Gleiches gilt für die auch in der ICF berücksichtigten Frage, inwieweit sich die Klienten in ihrer Familie und der Gesellschaft integriert fühlen und daran teilhaben können.

mündliche oder schriftliche Befragung

Die Sprachtherapeutin erfragt diese Einschätzungen meist informell in einem Gespräch mit dem Klienten. Seltener ist die standardisierte Befragung mittels dafür entwickelter Fragebögen. Für eine Selbstbeurteilung müssen seitens des Betroffenen bestimmte Bedingungen erfüllt sein:

- ausreichendes **Sprachverständnis:** Der Befragte muss die Fragen verstehen, um reliable und valide Beurteilungen fällen zu können.
- **Rollenverständnis:** Der Befragte muss z. T. fähig sein, in eine Rolle zu schlüpfen bzw. sich eine hypothetische Situation vorzustellen.
- **metasprachliche Fähigkeiten:** Das Nachdenken und Reflektieren über Sprache erfordert bestimmte kognitive Fähigkeiten, die bei einem Menschen mit Aphasie begleitend eingeschränkt sein können.
- **Gedächtnis- und Aufmerksamkeitsleistungen:** Um sich die gestellte Frage merken und mit einer Rating-Skala umgehen zu können, sind ausreichende neuropsychologische Fähigkeiten eine notwendige Voraussetzung.
- **„Awareness“:** Der Klient sollte sich zumindest geringfügig seiner eigenen Stärken und Schwächen bewusst sein.

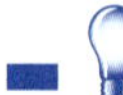

Auch **unrealistische Einschätzungen** von Klienten mit einer fehlenden Störungseinsicht liefern wichtige Ergebnisse für die Therapie und Beratung. Wenn beispielsweise ein Klient unter starken Paraphasien leidet, diese aber selbst nicht wahrnimmt und die Schuld für Missverständnisse bei seinen Kommunikationspartnern sieht, kann das primäre Ziel der Sprachtherapie darin bestehen, behutsam aber nachhaltig Rückmeldungen zu geben, wenn Schwierigkeiten aufgrund der Paraphasien auftreten.

Verfahren

Ein Blick in den deutschsprachigen Raum zeigt, dass es nur wenige publizierte Verfahren zur Selbstbeurteilung gibt. Insgesamt werden für die Einschätzung der Kommunikationsfähigkeit z. T. die gleichen Fragebögen verwendet, wie sie bei der Befragung von Angehörigen zum Einsatz kommen. Lediglich die Anrede wird verändert, beispielsweise beim „Communication activity log“ (CAL) (Pulvermüller et al. 2001).

Die Skala des CAL zur Selbstbeurteilung findet sich bei Meinzer (2004) unter: *http://nbn-resolving.de/urn:nbn:de:bsz:352-opus-13027* im Anhang B, 04.02.2013.

Nachteile

Fragebögen ohne Hilfsmittel oder Anpassungen können aber lediglich bei Personen mit sehr leichten Aphasien eingesetzt werden. Außerdem mangelt es an psychometrischen Untersuchungen der bisher vorliegenden Instrumente.

CDP

Ein vielversprechendes Verfahren aus England, das für schwer betroffene Klienten konzipiert wurde, ist das „Communication Disability Profile“ (CDP) (Swinburn / Byng 2006). Das Verfahren ist mit folgenden Methoden an die Sprachstörung angepasst:

- vereinfachte Syntax
- Unterstützung durch Schrift mit hervorgehobenen Schlüsselwörtern
- Bildunterstützung
- visuell unterstützte Rating-Skala

Beispielitems des CDP sowie die Rating-Skalen können auf der Homepage des Londoner Aphasie-Zentrums „Connect“ angesehen werden: *www.ukconnect.org/publications_27_125.aspx*, 05.02.2013.

ALQI

Für die Messung der subjektiv eingeschätzten Lebensqualität wurde im deutschsprachigen Raum lediglich das „Aachener Lebensqualitäts-Inventar“ (ALQI) (Engell et al. 2003) auf seine Testgütekriterien hin untersucht, das bislang aber noch nicht zur Verwendung in der Praxis erhältlich ist.

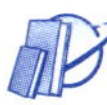

Eine Beschreibung des Verfahrens liefert der Artikel von Pusswald et al. (2002).

SAQOL-39

Die „Stroke and Aphasia Quality of Life Scale-39“ (SAQOL-39) (Hilari et al. 2007) wurde zwar bislang noch nicht in deutscher Sprache publiziert, wird allerdings bei Effektivitätsstudien eingesetzt und soll deshalb hier kurz Erwähnung finden. SAQOL-39 befragt den Klienten zu den folgenden vier Domänen:

1. Körper (physical)
2. Kommunikation (communication)
3. psychosoziale Situation (psychosocial)
4. Energie (energy)

Vorteile der Selbstbeurteilung

Der Vorteil der Selbstbeurteilung liegt insgesamt darin, dass die subjektive Bewertung der Aphasie und deren Konsequenzen für das Individuum aus „erster Hand“ erhoben werden. Die Betroffenen fühlen sich ernst genommen und erleben eine für sie selbst relevante Diagnostik.

Nachteile

Bislang liegt jedoch noch kein ausreichend psychometrisch erprobtes Verfahren in deutscher Sprache vor, das auch bei schwerer betroffenen Aphasie-Klienten eingesetzt werden könnte. Die Selbstbeurteilung eignet sich aus diesem Grund hauptsächlich für aphasische Menschen in der chronischen Phase, da diese i. d. R. bereits Alltagserfahrungen mit ihrer Kommunikationsbeeinträchtigung gesammelt haben.

Zusammenfassung

Die Aphasiediagnostik beginnt mit einer ausführlichen Anamnese und Fremdanamnese. Einerseits untersucht die Sprachtherapeutin die sprachlichen Auffälligkeiten, beschreibt die Symptome auf den verschiedenen Sprachebenen und versucht, die Ursache der Störungen im Sprachverarbeitungsmodell aufzudecken. Andererseits erhebt sie die Kommunikationsfähigkeit im Alltag sowie die Lebensqualität mittels verschiedener pragmatisch-funktionaler Verfahren. Die Auswahl der Verfahren hängt hierbei stets von der Fragestellung, den Zielen, den Voraussetzungen des Klienten sowie den externen organisatorischen Rahmenbedingungen ab.

Exkurs: Diagnostik der Zahlenverarbeitung und der Akalkulie

Die Untersuchung von Störungen der Zahlenverarbeitung und einer daraus resultierenden Akalkulie reicht in das Arbeitsgebiet der Sprachtherapie hinein (Kap. 1). Zu deren Diagnostik stehen verschiedene Materialien bereit:

1. Manche Untersuchungsbatterien beinhalten Untertests zur Zahlenverarbeitung. Beispielsweise enthält die Aphasie Check List (ACL) (Kalbe et al. 2002) Aufgaben zum verbalen Umgang mit Zahlen.
2. Das NAT-Material „Störungen der Zahlenverarbeitung" (Hüttemann 1998) bietet basierend auf theoretischen Modellen ein Screening der Verarbeitung von numerischen Informationen und darauf aufbauend Aufgaben für die Therapie (Kap. 3).

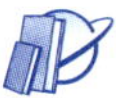

Das Handbuch zu „Störungen der Zahlenverarbeitung" kann unter *http://www.nat-verlag.de/pdf/Zahlenv_B.pdf* (01.03.2013) heruntergeladen werden.

Störungen der Zahlenverarbeitung können auch eine Rechenstörung bedingen. Als Unteruchungsverfahren für Akalkulie steht in der Praxis beispielsweise die Aiblinger Akalkulie-Prüfung (ASS) (Keller / Maser 2004) mit den folgenden alltagsrelevanten Aufgaben zur Verfügung: Umgang mit Geld, Umgang mit Zahlen und einfachen Rechenoptionen, Ablesen der Uhrzeit und Umgang mit Fahrplänen und Berechnen von Terminen und Daten.

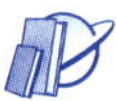

Das Handbuch zum Aiblinger Akalkulie Screening kann unter *http://www.nat-verlag.de/pdf/AAS.pdf* (01.03.2013) heruntergeladen werden.

3 Bausteine der Aphasietherapie

3.1 Therapieziele, Settings und Ansätze

Das übergreifende Ziel der Aphasietherapie besteht darin, dass eine Person mit Aphasie sprachlich und kommunikativ handlungsfähig sowie möglichst autonom am Leben teilhaben kann.

Zielformulierung

In der Rehabilitation werden zu Beginn der Behandlung Fern- und Nahziele festgelegt. Auch in der Aphasietherapie sind Zielformulierungen wichtig. Diese sollten nach der **SMART-Regel** (specific / spezifisch, measurable / messbar, achievable / erreichbar, relevant, timeable / zeitlich machbar) formuliert werden und auf die Bedürfnisse und die subjektiv relevanten Lebensbereiche der Klienten eingehen (Grötzbach 2004). Die dazu notwendigen Informationen erhält die Sprachtherapeutin aus der „Narration“, d. h. aus der Erzählung des Klienten (Frommelt / Grötzbach 2008).

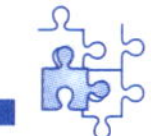

Ziele abstimmen: Herr I. hat eine postakute globale Aphasie mit schwerer Sprechapraxie und ist nach einem dreimonatigen Klinikaufenthalt nun seit kurzem zu Hause. Zusammen mit der Ehefrau und ihm bespricht die Sprachtherapeutin mögliche Ziele für die nächste Therapiephase:

1. Er soll Fragen wie „Hast Du Durst?“ oder „Möchtest Du zur Toilette?“ verstehen und beantworten, damit er sich mit seiner Frau über die Grundbedürfnisse verständigen kann.
2. Er soll die Namen der vier Personen aus dem engeren Familienkreis mit geringer Unterstützung benennen, um nach ihnen fragen oder auf sie verweisen zu können.
3. Er soll seinen Vornamen mit geringer Unterstützung schreiben, um beispielsweise auf einer Glückwunschkarte selbst unterzeichnen zu können.

Schwierigkeiten

Sprachtherapeutinnen machen z. T. die Erfahrung, dass Betroffene und Angehörige unrealistische Ziele äußern. Die Frage nach der Prognose und dem Verlauf verlangt von der Sprachtherapeutin viel „Fingerspitzengefühl“: Einerseits sollte sie die Hoffnung der Familie auf eine baldige Besserung beim Klienten nicht zerschlagen, andererseits die Aphasie und ihre Folgen nicht verharmlosen. Sinnvoll ist daher zunächst ein beratendes Gespräch (Kap. 4). Außerdem können die geäußerten Bedürfnisse als **Fernziele** angesehen werden, wobei auf dem Weg dorthin bestimmte **Nahziele** erreicht werden müssen.

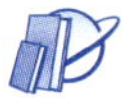

Zur Thematik der Zielformulierung in der Aphasietherapie empfiehlt sich der Artikel von Coopmans (2007).

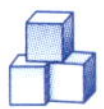

Götze / Höfer (1999, 176–180) befragen Klienten nach ihren individuell relevanten Tätigkeiten und Hobbys und der ihnen subjektiv zugeschriebenen Bedeutung:

- Alltagstätigkeit bzw. Hobbys (Welche Tätigkeiten / Hobbys würden Sie gerne wieder aufnehmen oder neu beginnen?)
- Wichtigkeit (Wie wichtig ist Ihnen die Ausführung der Tätigkeit / des Hobbys? (Skala von 1 (sehr hoch) bis 6 (sehr gering))
- Fähigkeiten (Wie schätzen Sie momentan Ihre Fähigkeiten ein, diese Tätigkeit ausführen zu können? (Skala von 1 (sehr hoch) bis 6 (sehr gering))
- erwartete Schwierigkeiten (Welche Schwierigkeiten erwarten Sie?)

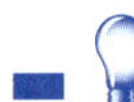

Es empfiehlt sich, die Ziele schriftlich mit Datum in einer Zielvereinbarung zu fixieren, um später für die Evaluation mithilfe einer Zielerreichungsskala darauf zugreifen zu können (Kap. 3.5).

Settings

Unterschiedliche Therapieformen und Personenkonstellationen bieten sich für die Aphasietherapie an:

- Einzeltherapie
- Gruppentherapie
- in-vivo-Training (Wendlandt 2003) bzw. Alltagsorientierte Therapie
- Therapie mit Angehörigen
- supervidiertes Heimtraining

Therapieansätze

Huber et al. (2006) weisen auf ein Phasenmodell hin, das in Anlehnung an die klinischen Rückbildungsphasen eine Aktivierungs-, störungsspezifische Übungs- sowie eine Konsolidierungsphase suggeriert. Allerdings lassen sich die Therapiemethoden nicht immer eindeutig einer Phase zuordnen. Es ist nicht hilfreich, die Methoden nacheinander durchzuführen, sondern sie bereits in einem frühen Therapiestadium miteinander zu kombinieren. Im Folgenden werden die Therapiemethoden übergreifend zu drei Ausrichtungen zusammengefasst und vorgestellt:

- aktivierende Methoden
- neurolinguistische Methoden
- pragmatisch-funktionale Methoden

Tesak (2007) beschreibt eine Vielzahl an Therapieansätzen bei Aphasie.

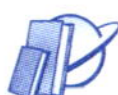

Die pragmatisch-funktionale Ausrichtung wird dabei ausführlicher dargestellt, da zu diesem Bereich noch wenige überblicksmäßige Veröffentlichungen vorliegen.

3.2 Aktivierende Methoden

Hintergrund

Primär in der Akutphase sollen sprachliche Funktionen aktiviert, stimuliert und wiederhergestellt werden. Folgende Methoden sind dabei einer aktivierenden Herangehensweise zuzuordnen:

- **automatisierte Sprache**, z.B. durch Reihensprechen (Zählen von 1–10, Aufsagen der Wochentage und Monatsnamen), Wörter mit enger Verbindung stimulieren („Salz und … Pfeffer)", Sprichwörter ergänzen lassen
- **Melodische Intonationstherapie (MIT)** (Helm 1979), wobei erhaltene rythmisch-prosodische Fähigkeiten durch die meist intakte rechte Hirnhemisphäre genutzt werden
- **auditive Stimulierung** (Schuell et al. 1964), wobei der Schwerpunkt auf einem sprachlichen Input liegt, wodurch sprachliche Äußerungen erleichtert werden sollen
- **Deblockierung** gestörter Mechanismen über intakte bzw. besser erhaltene Funktionen (Weigl 1979)
- **hemmende Maßnahmen** bei überschießender Sprachproduktion (Perseverationen, Jargon, Logorrhoe) (Nobis-Bosch et al. 2012)

Glindemann (2001) sowie Nobis-Bosch et al. (2012) gehen genauer auf die einzelnen Ansätze ein.

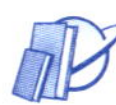

Vor- und Nachteile

Der Vorteil der stimulierenden, deblockierenden und hemmenden Methoden ist, dass der Klient sprachlich aktiver wird sowie die Grundlagen für eine Interaktion gelegt werden können. Zu bestimmten Ansätzen liegen Effektivitätsstudien vor.

Die Grenze der aktivierenden Methoden besteht häufig darin, dass die Wirkung meist nur kurz anhält und ein Transfereffekt auf die Alltagssprache oft ausbleibt. Zuweilen fehlt außerdem eine linguistische Fundierung der Ansätze.

3.3 Neurolinguistische Methoden

Im Diagnostikteil wurde zwischen dem neurolinguistisch-deskriptiven und dem kognitiv-neurolinguistischen Ansatz unterschieden. In diesem Kapitel werden diese beiden Richtungen des sprachsystematischen und kognitiv-modellorientierten Vorgehens zusammengefasst, da sich die Therapiematerialien häufig nicht eindeutig dem einen oder anderen Ansatz zuordnen lassen.

Die sprachsystematische Therapie orientiert sich an den sprachlichen Ebenen Phonologie, Semantik, Morphologie, Syntax und Text. Die meisten kognitiv ausgerichteten Therapiemethoden beziehen sich auf das Logogen-Modell, das aber nur die Wortverarbeitung abbildet. Daher finden die kognitiven Methoden derzeit v.a. bei phonologischen und semantisch-lexikalischen Störungen Anwendung.

Therapie auf Wortebene

Bei den meisten Menschen mit Aphasie sind die folgenden semantisch-lexikalischen Störungen zu beobachten (Springer 2007) (Kap. 1):

- Verarbeitung von Wortbedeutungen **(semantische Störung)**, was die Unterscheidung, den Abruf sowie die Zusammenstellung der Wörter im Satz oder Text betrifft und/oder
- Wortwissen und/oder Wortabruf **(lexikalische Störung)**

lexikalische Therapie

Bei lexikalischen Störungen werden direkte, indirekte und kompensatorische Methoden angewendet. Der **direkte Ansatz** beinhaltet z.B. Wort-Bild-Zuordnungen und Benennaufgaben. Im Material verbergen sich Ablenker, sog. Distraktoren, die entweder phonologisch oder semantisch dem Zielwort ähnlich sind.

Der **indirekte Ansatz** nutzt hingegen verbliebene sprachliche Funktionen. Die Sprachtherapeutin bietet dem Klienten bei Wortfindungsaufgaben deblockierende bzw. aktivierende Hilfestellungen, sog. Cueing-Strategien (aus dem Englischen: cue = der Schlüssel), an. Man unterscheidet zwischen semantischen und phonologischen Cues, die entweder mit ansteigender – als „increasing cues“ – oder abnehmender Hilfe – als „decreasing cues“ (Vanishing-Methode) – eingesetzt werden. In der Praxis wird meist die ansteigende Hilfehierarchie gewählt.

Ansteigende semantische Cues lassen sich z. B. folgendermaßen einbringen:

- Oberbegriff nennen, z.B. „Es ist ein Tier."
- Nebenordnung/Gegensatz formulieren, z.B.: „Es ist kein Löwe."
- semantisch gefüllter Lückensatz vorgeben, z.B.: „Ein wildes Tier aus Afrika, das schwarz-weiß gestreift ist, nennt man auch ..."

Ansteigende phonologische Cues können beispielsweise auf folgende Arten integriert werden:

- Klopfen der Silbenanzahl, z.B.: zweimal klopfen
- Reimwort vorsagen, z.B.: „Das Wort reimt sich auf Nebra."
- Anlaut vorgeben, z.B.: „Es beginnt mit ‚Ts'."
- Silbe nennen, z.B.: „Tse-"
- Nachsprechen, z.B.: „Bitte sprechen Sie mir nach: ‚Zebra'."

Der **kompensatorische Ansatz** zielt darauf ab, dass sich Klienten mit leichteren Wortabrufstörungen mittels Self-cueing-Strategien selbst dabei helfen können, ein bestimmtes Wort zu finden – indem sie z. B. ein Wort umschreiben oder vorhandenes Wortwissen nutzen (beispielsweise, dass der Begriff „Palme" mit dem Buchstaben „P" beginnt).

Evidenz

In Studien zeigten sich bislang positive, aber unterschiedliche Effekte von ansteigenden und abnehmenden sowie von semantischen und phonologischen Cues, wobei keine Methode der anderen grundsätzlich überlegen scheint (Abel 2007).

semantische Therapie

Bei der semantischen Therapie geht es für den Klienten darum, die Bedeutungen der Wörter zu aktivieren bzw. neu zu erlernen. Die Aufgaben beinhalten dazu je nach Schweregrad bild-semantisches bis hin zu lexikalisch-semantisches Material. Auch hier werden Cueing-Strategien angewandt:

- semantisches Kategorisieren, z.B. nach Oberbegriffen wie „Tiere" oder „Werkzeuge"
- semantisches Assoziieren, z.B.: „Welche Begriffe passen zusammen?"
- semantische Merkmalsanalyse, z.B.: „Wie sieht das Objekt aus? Was kann man damit tun?"
- Wort-Bild-Zuordnung mit semantischen Ablenkern, z.B.: Zielwort: „Tasse", Ablenker: „Kanne", „Glas", weiteres Bild: „Auto"

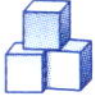

Stadie und Schröder (2009) geben Anregungen für semantische und lexikalische Therapiemethoden auf der Basis von zahlreichen empirischen Studien unterschiedlicher Forschergruppen. Außerdem bieten sie im Anhang eine Vielzahl an Wortlisten für die Therapie, wobei psycholinguistische Parameter, wie Frequenz und Regelmäßigkeit des Wortes, sowie linguistische Parameter, wie Silbenanzahl und Abstraktheit, berücksichtigt wurden.

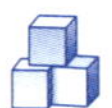

Weitere Therapiematerialien finden sich in Tabelle 16.

Einschätzung

Verschiedene Studien bestätigen, dass die kognitiv-neurolinguistische Therapie bei Klienten in der akuten, postakuten und chronischen Phase zu sprachlichen Verbesserungen führt. Der Ansatz bietet eine störungsspezifische Therapie, die sich relativ einfach durch Wiederholung von Tests bzw. Aufgabenlisten evaluieren lässt (Stadie / Schröder 2009). Von der Sprachtherapeutin erfordert dies ein fundiertes, theoretisches Wissen über Modelle der Sprachverarbeitung.

Zu kritisieren ist, dass der Ansatz nur die Wortebene berücksichtigt, da das zugrundeliegende Logogen-Modell ausschließlich die Wortverarbeitung abbildet. Die Anwendung der Sprache auf Satz- und Textebene wird nicht therapiert. Außerdem findet die Therapie außerhalb eines sprachlichen Kontexts statt. Im klinischen Alltag zeigt sich zudem, dass Klienten selten isolierte Störungen aufweisen, sondern dass viele Verarbeitungsrouten und Module gleichzeitig gestört zu sein scheinen.

Die neurolinguistische Aphasietherapie ist damit auf die Störung und nicht auf die individuellen Kommunikationsbedürfnisse des Klienten ausgerichtet. Der Ansatz bezieht kaum Kompensationsstrategien in die Therapie ein, die für eine Verbesserung der funktionalen Verständigung förderlich sein könnten. Der Transfer eines möglichen Therapieerfolgs in die Spontansprache bleibt auf diese Weise eine Herausforderung des neurolinguistischen Ansatzes.

Therapie auf Satzebene

Für die morphologisch-syntaktische Therapie stehen verschiedene Ansätze zur Verfügung. An dieser Stelle sollen zwei Therapiemethoden genauer beleuchtet werden: die Reduzierte-Syntax-Therapie (REST) (Schlenck et al. 1995) sowie die Mapping-Therapie (z. B. Byng et al. 1994).

REST

Die **Reduzierte-Syntax-Therapie** (Schlenck et al. 1995) orientiert sich am Satzproduktionsmodell (Garrett 1988) und hat gleichzeitig eine kompensatorische Funktion. Der Ansatz wird bei Personen mit chronischen schweren agrammatischen Störungen eingesetzt, die auf der Einwort-Ebene sprechen. Die Klienten sollen eine erweiterte syntaktische Struktur erlangen, die ihnen größere Möglichkeiten in der Alltagskommunikation eröffnet, wobei eine vollständige, morphologisch-syntaktische Satzstruktur nicht angestrebt wird. Vielmehr macht sich REST den Effekt zunutze, dass Satzfragmente, wie z. B. Objekt-Verb-Verbindungen, leichter abgerufen werden können.

Aufbau

Die REST-Therapie ist in fünf syntaktisch kontrollierte Stufen aufgebaut (Tab. 15), wobei die Sprachtherapeutin immer erst zur nächsten Stufe übergeht, wenn der Klient die Strukturen der aktuellen Phase in die Spontansprache übernehmen kann. Meistens gelangen Klienten mit schwerem Agrammatismus nicht über die zweite Phase hinaus.

In der REST-Therapie wird ausschließlich mit **infiniten Verben** gearbeitet. Diese können sowohl transitiv als auch intransitiv sein.

Definition

Infinite Verbformen sind Verbformen, die nicht gebeugt (flektiert) sind und daher auch keine Aussagen über die Person ermöglichen. Dazu gehören u.a. der Infinitiv (z.B. gehen) und das Partizip II (z.B. gegangen). Im Gegensatz dazu sind die **finiten Verbformen** flektiert (z.B. gehst). **Transitive Verben** erfordern mindestens ein Objekt (z.B. geben), während **intransitive Verben** ohne Objekt auskommen (z.B. lachen).

Tab. 15: Phasen der Reduzierten-Syntax-Therapie (Schlenck et al. 1995)

Phase	Satzfragment	Beispiele
1. Phase	NP – V (direktes Objekt – infinites Verb)	Katze füttern Kinder abgeholt
	AP – V (Adverb – infinites Verb)	schlecht geträumt viel gegessen
2. Phase	PP - V (adverbial – infinites Verb)	nach Hause fahren zum Friseur gegangen
3. Phase	NP – V (Subjekt – infinites Verb)	Mann fernsehen Frau geschlafen
	NP – NP – V (Subjekt – Objekt – infinites Verb)	Frau Bett gekauft Tochter Geburtstag gefeiert
	NP – AP – V (Subjekt – Adverb – infinites Verb)	Handwerker spät gekommen
	NP – PP – V (Subjekt – adverbial – infinites Verb)	Frau ins Krankenhaus gekommen Kinder in Urlaub fahren
4. Phase	AP/PP – … – … – V (– AP/PP) (Zeit – …– … – infinites Verb (– Ort))	gestern Frau ins Krankenhaus gekommen
5. Phase	… – NP – NP – V – … (… – indirektes Objekt – direktes Objekt – infinites Verb – …)	(Mann) Enkel Auto geschenkt
NP = Nominalphrase, V = Verb, AP = Adverbialphrase, PP = Präpositionalphrase		

Als Material für die REST-Therapie eignen sich Bildkarten aus der Verbenbox (Prolog) (Kap. „PACE-Therapie") oder die ELA-Karten (Stark 1992–1997). Des Weiteren kann die Sprachtherapeutin aus einem Gespräch heraus die REST-Therapie anwenden oder alltagsrelevante Aufgaben für den Klienten in REST-Strukturen aufbereiten.

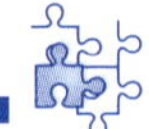

1. Phase der REST-Therapie: Herr G. hat eine chronische Broca-Aphasie mit schwerem Agrammatismus. Er lebt alleine und wird täglich von einem Pflegedienst versorgt. Die Mitarbeiter des Pflegedienstes äußern, dass sie Schwierigkeiten haben, die Wünsche von Herrn G. zu verstehen. Die Sprachtherapeutin setzt mit der REST-Therapie an dieser Stelle an. Th: „Was soll der Pflegedienst denn normalerweise erledigen?" Herr G.: „Wäsche". Th: „Ah, Wäsche waschen". Die Sprachtherapeutin notiert die Aufträge, die Herr G. als Einwortäußerung nennt und erweitert sie durch eine Verbphrase (1. Phase nach REST). Dabei fragt sie nach, ob Herr G. es auch so formulieren würde:

- Wäsche waschen
- Blumen gießen
- Bett beziehen
- Orangensaft pressen

Als weitere linguistische Übung schreibt die Sprachtherapeutin die jeweilige Nominalphrase (z.B. Bett) und die jeweilige Verbalphrase (z.B. beziehen) auf Karten und verteilt diese auf dem Tisch. Herr G. soll nun die passenden Objekt-Verb-Verbindungen finden.
Zur Wiederholung empfiehlt es sich, ein Memory mit den umgedrehten Wortkarten zu spielen, wobei die Wörter laut vorgelesen werden sollen.

Weitere mögliche Aufgaben im Rahmen der REST-Therapie sind:

- „Aufgabenverteilung in der Ehe", z.B.: Frau einkaufen, Mann aufräumen, Frau kochen, Mann reparieren
- „To-do-Liste schreiben", z.B.: zum Zahnarzt gehen, Enkel von Schule abholen, zur Logopädie fahren etc.

Vorteile Wie die Beispiele zeigen, lässt sich die REST-Therapie gut mit einer kommunikativ-pragmatischen Therapie verknüpfen.

Eine Therapiestudie zum REST-Ansatz konnte nachweisen, dass sich bei der Mehrzahl der elf Teilnehmer eine Erweiterung der Mehrwort-Äußerungen in der Spontansprache einstellte, wobei die Effekte auch nach einer einjährigen Pause bei drei von vier untersuchten Einzelfällen stabil blieben (Schlenck et al. 1995). Durch die reduzierten Mehrwort-Äußerungen kann der Klient aktiver an der Alltagskommunikation teilnehmen, da er von Erlebtem erzählen oder Aktuelles berichten kann.

Nachteile Die Herausforderung bei der REST-Therapie besteht darin, dass der Klient die syntaktische Struktur akzeptiert und in die Spontansprache übernimmt. Daher ist es wichtig, dass die Sprachtherapeutin die Übungen eng mit dem Alltag des Betroffenen verknüpft und regelmäßige Transferaufgaben einbaut. Wenn die Therapie eher die Bildung morphologisch-syntaktisch vollständiger Sätze intendiert, ist dagegen eine systematische Therapie zur Satzproduktion empfehlenswert.

Mapping-Methode

Ein solcher linguistischer Ansatz auf Satzebene ist die Mapping-Therapie. Diese führt Satzverständnis- und Satzproduktionsstörungen nicht auf ein syntaktisches Defizit, sondern auf eine beeinträchtigte Zuordnung (Mapping) semantischer Rollen (Agens = der aktiv Handelnde, Patiens = der, mit dem etwas getan wird) zu syntaktischen Funktionen (Subjekt, Objekt) zurück (Linebarger et al. 1983). In der Mapping-Therapie (z. B. Byng et al. 1994) soll der Klient über Sprachverständnisaufgaben lernen, den thematischen Rollen die korrekten syntaktischen Funktionen zuzuweisen. Als Stimulusmaterial bieten sich dabei folgende Satzkonstruktionen an:

- reversible Sätze („Der Mann küsst die Frau.", „Die Frau küsst den Mann."), wobei der Klient Fragen des Typs „Wer macht etwas mit wem?" beantworten soll
- Sätze, in denen Agens nicht gleich Subjekt ist, z.B. bei Passivsätzen („Die Frau wird vom Mann geküsst.")

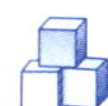

Als Therapiematerial eignen sich hierfür die linguistisch kontrollierten Bildkarten „Everyday Language Activity" (ELA) (Stark 1992–1997).

Einschätzung

Einige Studien zur Mapping-Therapie zeigten Übungseffekte v. a. im Sprachverständnis, andere hingegen sogar Verbesserungen bei nicht geübten Satzproduktionsaufgaben.

Allerdings liegen im deutschsprachigen Raum bislang nur Einzelfallstudien vor, die keine Generalisierungseffekte in der Sprachproduktion und -rezeption andeuten (Springer 2007).

Die Methodik der Mapping-Therapie kann zudem für einige Klienten ein Problem darstellen, da sie gewisse metasprachliche Fähigkeiten – über Sprache nachdenken und über Sprache sprechen – voraussetzt. Mitunter erscheint den Klienten die Durchführung der Mapping-Therapie etwas monoton, da sie nach einem festgelegten Muster abläuft und keinen direkten Alltagsbezug aufweist.

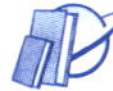

Mehr Informationen zur Mapping-Therapie finden sich bei Hooge et al. (2007), die die Mapping-Therapie mit einem PC-gestützten Training von Objekt-Verb-Phrasen verglichen haben.

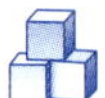

Tabelle 16 zeigt zusammenfassend Therapiematerialien, die Aufgaben im Bereich Phonologie, Semantik und Syntax bereitstellen.

Tab. 16: Therapiemateralien für Phonologie, Semantik und Syntax

Verfahren	Zielgruppe	Inhalt und Material	Bewertung	Literatur bzw. Links
Modalitäten-aktivierung in der Aphasie-therapie (MODAK) (Lutz 1997)	schwer bis mittel-schwer Betroffene	4 Blöcke: von „Verben ohne Objekt" bis hin zu „Verb-Objekt-Verb-partikel-Verbindung" und Erweiterungen	⊕ strukturierte Modalitätenverknüpfung, Bildvorlagen zum Kopieren und Laminieren ⊖ linguistische Parameter des Materials nicht kontrolliert, keine Evaluation	Lutz (2010)
Neuro-linguistische Aphasietherapie (NAT)	schwer bis leicht Betroffene	nach linguistischen Kriterien strukturierte Sammlung hierarchisch ansteigender Aufgaben auf verschiedenen sprachlichen Ebenen, z.B. bild-semantische Aufgaben oder Agrammatismus	⊕ strukturiertes, linguistisch kontrolliertes Material, ⊕ kann Klienten auch zum selbstständigen Üben mit nach Hause gegeben werden ⊖ keine Interaktion	*www.nat-verlag.de/download_seite.php.*, 14.02.2013
Lexikalische Störungen bei Aphasie	schwer bis leicht Betroffene	Theoriewissen und Aufgabensammlung	⊕ Beschreibung der Aufgaben mit Beispielen (Kotten 1997, 101–116), auf Studien basierend ⊖ keine direkten Arbeitsmaterialien	Kotten (1997)
Aphasie-Therapie in der Praxis. Sprach-verständnis	schwer bis leicht Betroffene	Sprachverständnis-aufgaben auf Wort- und Satzebene, Ringbuch im DINA4-Format	⊕ bietet gute Ideen, ⊖ wenig Kopiervorlagen, nicht evaluiert	Fawcus et al. (1996)
Bildmaterial zum Sprach-verständnis	schwer bis leicht Betroffene	Sprachverständnis-aufgaben: Phonologie, Semantik, Syntax	⊕ linguistisch kontrolliertes Material, gebrauchsfertige Aufgaben	Gröne et al. (2000)
Die Behandlung von Aphasikern	schwer bis leicht Betroffene	Sprachproduktions-aufgaben auf Wort- und Satzebene, auch Übungen zu nonverbalen Strategien, wie Gestik und Zeichnen	⊕ verschiedene Kommunikationskanäle werden mit einbezogen	Fawcus et al. (1992)

Action	mittel bis leicht Betroffene	Verarbeitung von Verben	⊕ wenige Verfahren beziehen die Wortart Verb mit ein, Bildmaterial und Diagnostikbogen verfügbar ⊕ Diagnostikbogen verfügbar	Bastiaanse et al. (2004)

Therapie auf Textebene

Besonders für Klienten mit leichteren Aphasien stehen Materialien zum Textverständnis und zur Textproduktion bereit (Tab. 17), wobei die Sprachtherapeutin diese Aufgaben auch in der mündlichen Modalität anbieten kann.

Tab. 17: Therapiematerialien zur Textverarbeitung

Verfahren	Zielgruppe	Inhalt und Material	Bewertung	weiterführende Literatur bzw. Links
Texte für die neurologische Rehabilitation (Riedel 2001)	mittelschwer bis leicht Betroffene	Lesesinnverständnis auf Textebene mit unterschiedlichen Frageformaten zum Text	⊕ alltagsrelevante und interessante Texte	Begleittext: *www.nat-verlag.de/pdf/Texte_B.pdf*, 13.02.2013 Arbeitsblätter: *www.nat-verlag.de/pdf/Texte_A.pdf*, 13.02.2013
Texte verstehen (Claros-Salinas 1993)	leicht Betroffene	Lesesinnverständnis auf Textebene, Multiple Choice-Fragen zum Text	⊕ gut für berufliche Wiedereingliederung ⊖ z.T. zu schwierig für Klienten mit niedrigerem prämorbiden Leseniveau	Kurzbeschreibung bei EKN-Materialien einsehbar: *www.ekn.mwn.de*
Kontext (Neubert et al. 1999)	mittelschwer bis leicht Betroffene	verschiedene Textsorten und Aufgaben zu Rahmengeschichten	⊕ eine Geschichte als Rahmen, abwechslungsreich ⊕ eher für jüngere Klienten geeignet	Begleittext: *www.nat-verlag.de/pdf/Kontext_B.pdf*, 13.02.2013 Arbeitsblätter: *www.nat-verlag.de/pdf/Kontext_A.pdf*, 13.02.2013
Bildergeschichte erzählen	mittelschwer bis leicht Betroffene	z.B. ELA-Bilderfolgen oder Geschichten wie „Der kleine Herr Jakob“ (Press 2011)	⊕ Training von Textzusammenhang ⊖ nicht alltagsrelevant	z.B. Stark (1992–1997), Press (2011)

Hielscher-Fastabend / Jaecks (2010) geben eine gute Zusammenfassung der Symptome gestörter Textverarbeitung, einen Einblick in Textverarbeitungsmodelle sowie Hinweise zur Diagnostik und Therapie.

Exkurs: Therapie bei Störungen der Zahlenverarbeitung und Akalkulie

Die Störung der Zahlenverarbeitung fällt, sofern sie durch eine Aphasie bedingt ist, ebenso in das Aufgabenspektrum der Sprachtherapie.

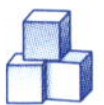

Ein umfangreiches Therapieprogramm mit Kopiervorlagen bietet Hüttemann (1998). Der Begleittext sowie die Arbeitsblätter sind auf der Homepage des NAT-Verlags einsehbar: Begleittext: *www.nat-verlag.de/pdf/Zahlenv_B.pdf*, 05.02.2013; Arbeitsblätter: *www.nat-verlag.de/pdf/Zahlenv_A.pdf*, 05.02.2013.

Besonders wichtig ist, dass therapeutische Aufgaben zur Akalkulie systematisch auf die vorangehende Diagnostik (Kap. 2) aufbauen. Zudem sollen sie für den Klienten einen individuellen und lebensweltlichen Bezug aufweisen.

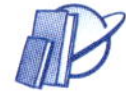

Dies wird beispielsweise beim Material „Alltagsorientierter Umgang mit Zahlen“ von Lauer (2011) umgesetzt.

Computergestützte neurolinguistische Therapie

Bedeutung

Da sich die Frequenz der Therapie maßgeblich auf den Therapieerfolg auswirkt, die Ressourcen im Gesundheitswesen aber begrenzt sind, gewinnen ergänzende Methoden zur Einzeltherapie immer mehr an Bedeutung. Eine Möglichkeit stellt dabei die computergestützte Therapie dar.

Man unterscheidet prinzipiell zwischen supervidierter und unkontrollierter, eigenständiger Therapie. Bei der ersten Variante begleitet die Sprachtherapeutin eng die Auswahl der Aufgaben und den Verlauf, während bei der zweiten Variante die Verantwortung beim Klienten (und seinen Angehörigen) liegt. Die Sprachtherapeutin hat im ersten Fall von ihrer Praxis aus eine Verbindung zum Computer des Klienten zu Hause und kann so den Trainingsverlauf begleiten.

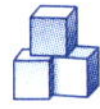

Beispiele für größere Computerprogramme, die speziell für die Aphasietherapie entwickelt wurden, sind:

- „Aphasi@ware“ von Falke Schwarz und NCSys UG & Co. KG (*www.aphasiaware.de*)
- „EvoLing“ (neurolinguistisches PlugIn des Patientenmanagementsystems) (Seewald et al. 2004)
- „EvoCare“ von Dr. Hein GmbH (*www.teletherapie.de*)
- „Fleppo Sprachtherapiesystem“ von LinguAdapt (*www.linguadapt.de*)
- „Lingware 5.6“ von Phoenix Software (*www.phoenixsoftware.de/index.php?id=139&no_cache=1&sword_list[]=Lingware*)

Evidenz

Sünderhauf et al. (2008) untersuchten die Wirksamkeit des Teletherapie-Programms **„EvoCare“** in einem doppelten Cross-over-Design. Es zeigten sich bedeutsame Verbesserungen der sprachlichen Leistungen im Aachener Aphasie Test (AAT) (Huber et al. 1983) und in der von den Autoren erstellten „Modalitäten Diagnostik“ (MoDia), die modalitätenspezifische Aufgaben zur Einzelwortverarbeitung beinhaltet.

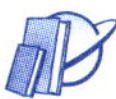

Die Studie ist verfügbar unter: *www.dr-hein.com/old/files/articles/91.pdf*, 07.03.2013.

Eine Untersuchung des internetbasierten Programms **„Fleppo“** wies eine positive Wirkung auf die Schreibfähigkeit der beiden Teilnehmer nach (Lange et al. 2008).

Vorteile

Die computergestützte Therapie kann begleitend zur Einzeltherapie eingesetzt werden und die Übungsfrequenz erhöhen. Der finanzielle Aufwand für die Anschaffung eines Programms hält sich im Vergleich zu den Kosten der Aphasietherapie insgesamt in Grenzen. Zudem ist es mittlerweile möglich, Programme für einzelne Aufgaben separat zu kaufen (z. B. bei „Fleppo“).

Nachteile

Allerdings vermag ein Computer nicht die natürliche Interaktion zu ersetzen. Um Über- und Unterforderung zu vermeiden und einen spezifischen Therapieeffekt zu ermöglichen, ist es wichtig, dass das PC-Training von professioneller Seite begleitet wird.

Außerdem stellt sich die Frage, wie die Sprachtherapeutin den Betreuungsaufwand, der ihr für die Supervision der Teletherapie entsteht, abrechnen kann.

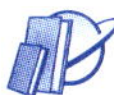

Ein umfassendes Skript von Radermacher (2009) gibt einen guten Überblick über die computergestützte Aphasietherapie und liefert Details zu einzelnen Programmen: *www.ukaachen.de/go/show?ID=12869383&DV=0&COMP=download&NAVID=5501509&NAVDV=0*, 05.02.2013.

3.4 Pragmatisch-funktionale Methoden

Begründung und Prinzipien

> „Die Übertragung der geübten und verbesserten sprachlichen Fähigkeiten auf neue, ähnlich strukturierte sprachliche Anforderungen ist gut möglich. Jedoch erfolgt die Übertragung in den Kommunikationsalltag nicht spontan, vielmehr ist hierfür ein besonderes Kommunikationstraining notwendig" (Huber et al. 2006, 96).

Ziele Die pragmatisch-funktionale Aphasietherapie zielt darauf ab, dass der Klient und seine Bezugspersonen mit allen zur Verfügung stehenden Mitteln eine **maximale kommunikative Handlungsfähigkeit** erreichen. Die Möglichkeiten, um am gesellschaftlichen, politischen und kulturellen Leben teilzuhaben zu können, sollen ressourcenorientiert ausgeschöpft und ausgebaut werden.

Die Therapie orientiert sich an den individuellen Bedürfnissen des Klienten und stellt einen möglichst hohen Alltagsbezug her. Kommunikation ist dabei nicht nur das Ziel, sondern auch der Inhalt und das Mittel der Therapie.

Tabelle 18 gibt einen Überblick über pragmatisch-funktionale Therapiemethoden und bietet Entscheidungshilfen für die Wahl einer bestimmten Methode.

Tab. 18: Überblick über pragmatisch-funktionale Therapiemethoden und Entscheidungshilfe für die Methodenwahl

Therapie-Methode	Schwere der Aphasie			Phase der Aphasie			Modalität		evaluiert?		Literaturtipps
	leicht	mittel	schwer	akut	postakut	chronisch	rezeptiv	produktiv	ja	nein	
multimodale Kommunikationstherapie											
Modellierter Dialog	✖	✖	✖	✖	✖	✖	✖	✖		✖	Silvast (1991)
PACE		✖	✖	✖	✖	✖	✖	✖	✖		Davis/Wilcox (1985), Springer et al. (1991)
Gestentraining		✖	✖		✖	✖	✖	✖	✖		Daumueller/Goldenberg (2010)
Training des Zeichnens		✖	✖		✖	✖	✖	✖	✖		Lyon (1995)

Therapie-Methode	Schwere der Aphasie			Phase der Aphasie			Modalität		evaluiert?		Literaturtipps
Kommunikationshilfen		✖	✖	✖	✖	✖	✖	✖	✖		Nobis-Bosch et al. (2010)
Automatisierung von Sprachhandlungen											
Skripttraining		✖	✖		✖	✖		✖	✖		Hopper / Holland (1998)
CIAT		✖	✖		✖	✖	✖	✖	✖		Meinzer (2004)
alltagsorientierter Sprachgebrauch											
situativer Ansatz	✖	✖	✖	✖	✖	✖	✖	✖		✖	Storch / Weng (2010a,b)
Rollenspiele	✖	✖		✖	✖	✖	✖	✖		✖	Von Hinckeldey (1983)
Therapie mit Medieneinsatz	✖	✖			✖	✖	✖	✖	✖		Springer (2006)
Therapie eindimensionaler sprachlicher Alltagsaktivitäten	✖	✖	✖	✖	✖	✖	✖	✖		✖	
Alltagsorientierte Therapie	✖	✖	✖		✖	✖	✖	✖	✖		Götze / Höfer (1999)
narrativ-biographischer Ansatz	✖	✖				✖	✖	✖		✖	Corsten et al. (2011)
Kommunikationstraining mit verschiedenen Personen											
Gruppentherapie	✖	✖	✖		✖	✖	✖	✖	✖		Masoud (2009)
Kommunikationstraining mit Angehörigen		✖	✖	✖	✖	✖	✖	✖	✖		Bongartz (1998b)
Conversational Coaching	✖	✖			✖	✖		✖		✖	Holland (1991)

Die Tabelle kann auch von der Verlagshomepage *www.reinhardt-verlag.de* heruntergeladen werden.

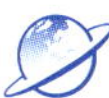

Modellierter Dialog

Der hohe Alltagsbezug der pragmatisch-funktionalen Methodik spiegelt sich im „Modellierten Dialog" wider. Ein Gespräch über ein bestimmtes Thema bildet dabei den **Rahmen**, innerhalb dessen linguistische Übungen stattfinden.

Konversation als Methode

Der Dialog besitzt einen hohen Stellenwert in der pragmatisch-kommunikativen Aphasietherapie (z. B. Silvast 1991). Aphasietherapie – so die Prämisse – soll nicht auf der Einwort-Ebene ablaufen, sondern Interaktion beinhalten, sodass der Klient, mit professioneller Unterstützung, seine kommunikativen Fähigkeiten sukzessive ausbauen kann.

Therapeutenrolle

In der Aphasietherapie ist der Dialog meist gekennzeichnet durch eine Frage-Antwort-Struktur, wobei die Sprachtherapeutin üblicherweise die dominante Rolle in der Konversation einnimmt. Allerdings sollte sie Situationen schaffen, in denen auch der Klient möglichst viele aktive Anteile übernehmen kann.

Sobiecka-Koszel (1991) schlägt zur Anregung der Kommunikation vor, dass die Sprachtherapeutin auch selbst einmal laut denkt, eigene Fehler kommentiert oder Gefühle äußert.

Zu Beginn der Durchführung leitet die Sprachtherapeutin den Dialog mit einem Kommentar oder einer offenen Frage ein. Als Thema sind individuell bedeutsame, aktuelle und allgemeine Themen denkbar, z. B. Familie, Beruf, Wohnen, Reisen, Garten oder Haustiere.

modellieren

Die Sprachtherapeutin modelliert den Gesprächsverlauf, indem sie gewünschte Äußerungen über offene Fragen, Alternativ- oder Ja- / Nein-Fragen stimuliert. Zur Verständnissicherung bezieht sie Schrift mit ein und verwendet Gestik, Mimik oder Zeichnungen. Bei Wortfindungsstörungen des Klienten kann sie über Cueing-Strategien indirekt die Wortfindung unterstützen oder zu Self-cueing-Strategien anregen.

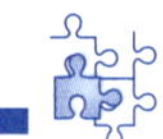

Das Thema „Auto“: Der folgende Gesprächsausschnitt stammt aus einem modellierten Dialog zwischen der Sprachtherapeutin und dem 28-jährigen Herrn J., der zwei Wochen zuvor eine linksseitige Ischämie im Mediastromgebiet mit unflüssiger Aphasie und Sprechapraxie erlitten hat. Das Beispiel zeigt den Einsatz von Schrift als Mittel der Verständnissicherung.

Th.: „Ihre Mutter hat Fotos mitgebracht. Da habe ich auch ein Auto drauf gesehen. Das scheint Ihnen wichtig zu sein, oder?“

Herr J.: „Mhm.“ (nickt)

Th.: „Was ist es denn für ein Auto? Ich habs mir gar nicht richtig angeschaut. Ich weiß nur noch, dass es rot ist.“

Herr J.: (Sprechversuche, aber unverständlich)

Th.: „Ich werde mal Vorschläge aufschreiben und Sie sagen mir, wenn ich richtig geraten habe. Ok?“ (schreibt „BMW“)

Herr J.: (schüttelt den Kopf)

Th.: (schreibt „Mercedes“)

Herr J.: (schüttelt heftiger den Kopf, lacht) ▼

Th.: (rät weiter und schreibt zufällig „Opel")

Herr J.: „Jaaaa!"

Das Thema „Fernsehen": Herr G. hat eine mittelschwere bis schwere Störung der Sprachproduktion mit einer begleitenden Sprechapraxie. Das Sprachverständnis ist relativ gut erhalten. Er hat kaum soziale Kontakte und lebt nach dem Tod seiner Frau alleine. In seinem Alltag schaut er viel fern. Th.: „Mich würde interessieren, was Sie gerne im Fernsehen anschauen." Auf die offene Erzählaufforderung reagiert Herr G. mit starken Wortfindungsschwierigkeiten, sodass die Sprachtherapeutin Vorschläge anbietet. Th.: „Schauen Sie z.B. Sport an?" Zur Verständnissicherung schreibt sie den jeweiligen Begriff, hier „Sport", sprachbegleitend auf. Herr G. schüttelt den Kopf und sagt „Nein!" Th.: „Wie ist es mit Nachrichten?" Herr G.: „Ja!" usw. Die Sprachtherapeutin fragt weiter: „Und welche Filme interessieren Sie besonders?", wobei sie die Vorschläge aufschreibt (Abb. 7).

Da das Modellieren der Therapeutin für sich genommen kaum zu signifikanten, d. h. bedeutsamen bzw. überzufälligen Verbesserungen führt (Glindemann / Springer 1989), wird empfohlen, die Gesprächsinhalte als Basis für die darauffolgenden neurolinguistischen Übungen zu nutzen. So können z. B. die im Rahmen des modellierten Dialogs gesammelten Wörter je nach Ausmaß und Art der Störung in weiterführende linguistische Aufgaben eingebettet werden, z. B.

- Wort-Bild-Zuordnung der Autoteile,
- semantisches Assoziieren im semantischen Feld „Auto",
- unter Zuhilfenahme von semantischen und phonologischen Cues Tätigkeiten benennen, die im Zusammenhang mit dem Auto anfallen, z. B. „Reifen wechseln", „Scheibe putzen", „tanken", etc.
- Wörter mit Anagrammen legen oder schreiben (z. B. „Krimi" oder den Titel des Films, den der Klient aus dem Fernsehprogramm ausgewählt hat).

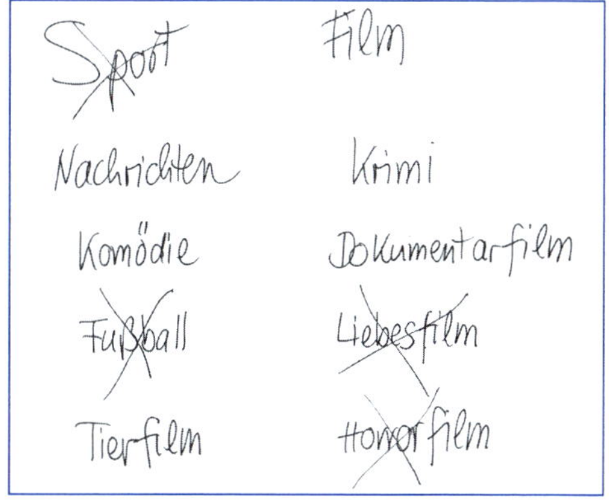

Abb. 7: Modellierter Dialog über Thema „Fernsehen"

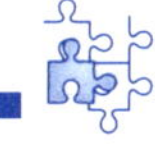

Das Thema „Flohmarkt": Der 66-jährige Herr B. mit postakuter Aphasie erzählt in der Sprachtherapie von seiner Flohmarkt-Leidenschaft. Als linguistische Aufgabe nach dem Gespräch schreibt die Sprachtherapeutin eine „Mind-map" und bittet Herrn B. im Sinne des semantischen Assoziierens, alles aufzuschreiben, was ihm zum Thema „Flohmarkt" einfällt (Abb. 8).

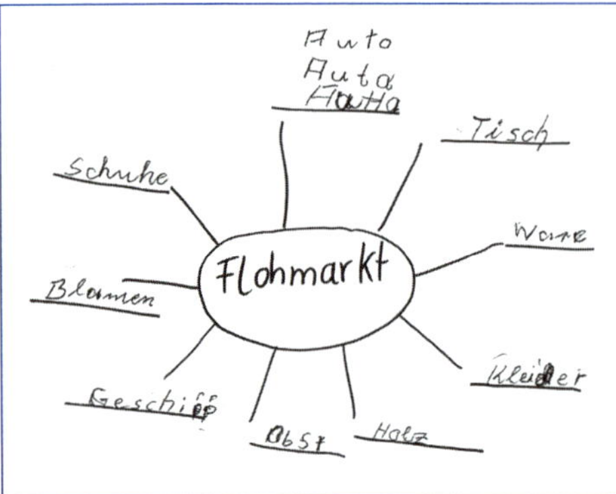

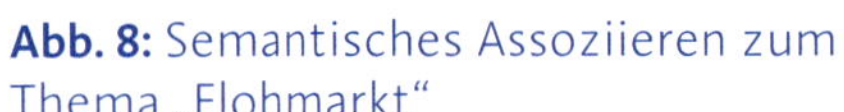
Abb. 8: Semantisches Assoziieren zum Thema „Flohmarkt“

Ein Thema, das die Motivation sowie das Identitätsbewusstsein der Klienten besonders anregt, ist der Bereich „Familie“. Dazu kann die Sprachtherapeutin eine Art „Stammbaum“ auf ein Blatt aufzeichnen. Es empfiehlt sich dabei, den ausgefüllten Angehörigenfragebogen mit den relevanten Informationen griffbereit zu haben. Der fertige Familienstammbaum kann anschließend mit Fotos versehen und in das Kommunikationsbuch geheftet werden.

linguistische Aufgaben im Dialog

Auch in das Gespräch über das Thema „Familie“ können systematisch neurolinguistische Aufgaben eingebettet werden, z. B.:

- einfache Entscheidungsfragen zur Familie („Sind Sie verheiratet?“ „Haben Sie Kinder?“)
- Eigenname und Namen der Familienmitglieder nennen und aufschreiben
- semantische Relationen am Beispiel der Beziehungen klären („Mann“, „Sohn“, „Tochter“, „Bruder“) und
- mit (Jahres-)zahlen (Geburtsdatum, Alter) umgehen

PACE-Therapie

Die „Promoting Aphasics’ Effectiveness“-Therapie, kurz PACE-Therapie (Davis / Wilcox 1985), ist die wohl am häufigsten in der Literatur erwähnte kommunikativ-pragmatische Methode.

Ziele und Zielgruppe

Der Ansatz zielt auf die Unterstützung der Produktion und des Verständnisses „totaler“ Kommunikation ab, d. h. verbale und nonverbale Mittel werden gleichermaßen berücksichtigt. Die Zielgruppe bilden Klienten mit schweren bis mittelschweren Aphasien.

PACE-Prinzipien

Vier Prinzipien sind in der PACE-Therapie grundlegend (Springer 2007):

1. **gleichberechtigte Beteiligung:**
   - möglichst symmetrische Rollenverteilung
   - gleiche Aufgaben von Sprachtherapeutin und Klient
2. **freie Wahl der Mitteilungsmodalität:**
   - verbal: durch mündliches oder schriftliches Benennen oder Umschreiben

- gestisch:
  a) funktions-/handlungsorientierte Gesten: Beim Begriff „Glas" führt der Klient z. B. seine Hand mit gerundeten Fingern zum Mund und deutet an, zu trinken.
  b) form-/eigenschaftsbezogene Gesten: Beim Begriff „Teller" führt der Klient z. B. mit seinem Zeigefinger einen Kreis aus und deutet damit eine flache Ebene an.
  c) konventionelle Gesten: Beim Begriff „Eisbecher" hebt der Klient z. B. den Daumen nach oben, um zu zeigen, dass er dies gut findet.
- zeigen (kann auch zu Gesten gezählt werden): auf vorbereitete Bilder oder spontan im Raum, z. B. auf „Pflanze"
- zeichnerisch: gegenständlich (der Klient zeichnet z. B. bei „Bett" ein Bett in Seitenansicht) oder symbolisch (der Klient zeichnet z. B. beim Bild „Der Mann küsst die Frau" ein Herz).

3. **neue Informationsübermittlung:** Die zu übermittelnde Nachricht soll neu für den Gegenüber sein.
4. **natürliches Feedback:**
   - keine Korrektur sprachlicher Fehler, wenn die Botschaft verstanden wurde
   - Wenn die Sprachtherapeutin die Äußerung nicht verstanden hat, erfolgt zunächst eine unspezifische Rückmeldung (z. B. „Das habe ich jetzt nicht genau verstanden"), anschließend ein spezifisches Nachfragen (z. B. „Sagten Sie Flasche oder Tasche?").

Durchführung

Zu Beginn der Durchführung ziehen die Sprachtherapeutin und der Klient abwechselnd eine Karte verdeckt vom Stapel und versuchen, dem Gegenüber deren Inhalt zu übermitteln.

Material

Dazu werden weißes Papier, Stifte für jeden Teilnehmer (ggf. Stiftverdickung bedenken) und möglicherweise eine Sichtblende (z. B. ein Karton) benötigt, damit der Inhalt des Stimulusmaterials nicht eingesehen werden kann (besonders bei Realgegenständen, Handlungsanweisungen und Bildergeschichten ist dies erforderlich).

Für die PACE-Therapie wurde zwar Bildmaterial veröffentlicht, allerdings können in der Praxis alle möglichen Materialien verwendet werden. Diese gliedern sich in drei Ebenen mit ansteigender Schwierigkeit: Objekte, Handlungen, Bilderschichte. Zu jeder Ebene werden im Folgenden Materialtipps angefügt.

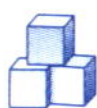

- **Objekte:**
  - Realgegenstände, z. B. Kamm, Schlüssel, Brille, Stift, Gabel, Zigaretten, Rasierapparat, je nach Schwierigkeitsgrad können dabei auch zusammengesetzte Wörter verwendet werden.
  - Everyday Objects/Alltagsgegenstände. Fotodidac Bilderbox (Schubi/Prolog), (EAN/ISBN/DOI: 5035011100055)

  - „Objektfotos" in den „Gestenfotos" (Box 2) (Prolog) (EAN/ISBN/DOI: 4040555480007)
  - Was ist anders? Fotodidac Color Cards (Prolog) (EAN/ISBN/DOI: 5035011100239)
- Everyday Life Activities (ELA) Object Photo Series (Stark 1992a, 1992b; semantische Differenzierung gut möglich)
- **Handlungen:**
  - Bildkarten von Everyday Life Activities *(ELA)*, Set 1–3 (Stark 1992–1997, *www.ela-photoseries.com*): große Auswahl linguistisch kontrollierter Sätze
  - Fotoboxen Verben (Prolog): Box 1: einwertige Verben, Box 2: zweiwertige Verben, Box 3: dreiwertige Verben, Box 4: reflexive Verben
  - MODAK-Karten, z.B. ab Block 2 (Lutz 1997)
  - Bilder ungewöhnlicher Situationen, z.B. mit „What's Wrong?"-Bildkarten („Der Geschäftsmann geht in Unterhosen in die Arbeit") oder mit Bildern aus dem Internet („Ein Pferd sitzt auf der Rückbank eines Autos")
- **Bildergeschichten:**
  - Fotobox Bildsequenzen (Prolog) (DOI: 4040555156704)
  - ELA Fotoserie Box 3 (Stark 1992–1997), bei der die Schwierigkeit mit der Kartenanzahl gesteigert werden kann (ELA-Material: 3–15 Karten verfügbar)

An den Bildfolgen ist häufig zu kritisieren, dass sie keine echte Geschichte, sondern nur schwer zu beschreibende „Schnappschüsse" einer Handlungsfolge darstellen. Es ist daher ratsam, möglichst solche Bildfolgen auszuwählen, bei denen tatsächlich etwas passiert, wie z.B. die Geschichten vom „kleinen Herrn Jakob" (Press 2011).

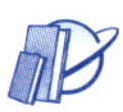

Davis (2005) gibt einen guten Überblick über die PACE-Methode, deren Effektivität und Variationen.

Variationen des PACE-Ansatzes

Der ursprüngliche PACE-Ansatz wurde in der Zwischenzeit mit Blick auf die folgenden Punkte variiert:

- Das Prinzip der gleichwertigen Beteiligung fällt weg, d.h. **nur der Klient** übermittelt Informationen. So soll sich sein Redeanteil erhöhen.
- Es kommt zum Einsatz eines **doppelten Kartensatzes.** Beide Kommunikationspartner erhalten dasselbe Set an Karten, was die Durchführung erleichtert. Der Gegenüber des Beschreibenden kann auf die Karte zeigen, von der er annimmt, dass sie dem Zielitem entspricht. Dies vereinfacht den Ablauf und ermöglicht es auch schwer expressiv eingeschränkten Klienten, leichter zu partizipieren, da von ihnen keine Äußerung verlangt wird.

- Es erfolgt eine Verknüpfung mit **sprachsystematischen Übungen** (Glindemann/Springer 1989), z. B. mit der Aufgabe „Oberbegriff nennen".
- Teilweise wird die Therapie auf eine **bestimmte Kommunikationsmodalität** eingeschränkt, z. B. darauf, ein Zielwort zu umschreiben, wenn der Klient alle Items spontan benennen kann.
- Die PACE-Therapie kann nicht nur im klassischen Therapiesetting zwischen Klient und Sprachtherapeutin stattfinden, sondern auch in der **Gruppentherapie** und beim **Angehörigenkommunikationstraining**.

Dokumentation

Zur systematischen Dokumentation des Therapieverlaufs eignet sich ein PACE-Protokoll. Dort können qualitative Aspekte, wie die Mitteilungsmodalität, und quantitative Aspekte, wie der Erfolg der Mitteilung, festgehalten werden.

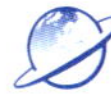

Ein Protokoll der PACE-Therapie, angelehnt an das von Springer und Wedlin (2005), steht als Download auf der Verlagshomepage *www.reinhardt-verlag.de* zur Verfügung.

quantitative Bewertung

Die quantitative Bewertung erfolgt mit einem absteigenden Punktesystem, das in Tabelle 19 dargestellt wird.

Tab. 19: Quantitatives Bewertungssystem im PACE-Protokoll (Huber et al. 2006, 130)

Bewertung: Punkte im PACE-Scoring	Informationsvermittlung
5	beim ersten Mitteilungsversuch erfolgreich
4	nach allgemeinem Feedback erfolgreich
3	nach spezifischem Feedback erfolgreich
2	trotz Feedback nur teilweise verständlich
1	trotz Feedback nicht verständlich
0	kein Versuch der Informationsvermittlung
U	nach PACE-Prinzipien nicht bewertbar

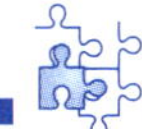

Zeichnen von Objekten: Herr S. mit globaler Aphasie und Sprechapraxie nach linkshirnigem Schlaganfall entscheidet sich in der PACE-Therapie (Stufe 1: Objekte, Gestenbilder) für die Modalität des Zeichnens. Aufgrund der Hemiparese rechts zeichnet er mit der linken Hand die Zielwörter „Hammer", „Brille", „Bett" sowie „Glas", Letzeres in zwei Versuchen. Die quantitativen Bewertungen im PACE-Protokoll ergeben 5 Punkte für die ersten beiden Mitteilungen; beim Bild „Bett" war ein allgemeines Feedback nötig (4 Punkte); bei „Glas" fragte die Sprachtherapeutin spezifisch nach (3 Punkte) und erriet das Wort, als Herr S. eine zweite Zeichnung anfertigte.

Einschätzung

Die PACE-Therapie setzt bei einer vergleichsweise natürlichen Interaktion an, wobei verschiedene Sprechakte, wie Beschreiben, Nachfragen und Widersprechen geübt werden (Davis 2005).

Bislang liegen einige Studien zur Wirksamkeit des Ansatzes vor. Bei Springer et al. (1991) hat sich allerdings gezeigt, dass die modifizierte Version mit linguistischen Übungen der herkömmlichen PACE-Therapie überlegen ist.

Problematisch erscheint der Transfer in die Alltagskommunikation, läuft die natürliche Kommunikation doch schneller und mit weniger vorhersehbaren Sprecherwechseln ab (Bauer et al. 1991).

integrative Therapie

Da auch das Modellieren der Sprachtherapeutin für sich genommen nicht ausreicht, sind korrektives Feedback und linguistische Übungen empfehlenswert (Glindemann / Springer 1989). Im Sinne einer integrativen Therapie lassen sich vor, während oder nach der PACE-Therapie linguistische Aufgaben einbauen, die wie folgt kategorisiert werden können:

- **semantische Aufgaben**
  - semantisches Sortieren, z. B. nach Oberbegriffen, wie „Fahrzeuge“ oder „Obst“
  - semantische Merkmale finden, wobei die drei Merkmalstypen
    a) perzeptuell („Wie sieht das Objekt aus?“),
    b) operational („Was kann oder macht das Objekt“?) oder
    c) kontextuell („Wo kommt es vor?“) zu unterscheiden sind.
  - semantisches Assoziieren, beispielsweise anhand der Frage, welche Objekte zusammenpassen (z. B. „Friseur“ und „Schere“)
- **phonologische Aufgaben**
  - Silbenanzahl klopfen, z. B. nachdem das Wort erraten wurde
  - Reimpaare finden
  - Anlaut nennen
- **graphematische Aufgaben**
  - Wortkarte zu Wortkarte zuordnen
  - Wortkarte zu Bild zuordnen
  - Wort aufschreiben

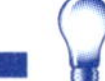

Die Sprachtherapeutin kann in einer PACE-Gruppentherapie **semantische oder phonologische Hilfen (Cues)** einbauen (z. B.: „Kann es sein, dass es ein Werkzeug ist?“ bzw. „Kann es sein, dass das Wort mit ‚L‘ beginnt?“).

Gestentraining

Während der Klient in der PACE-Therapie seine Gestik spontan als Kommunikationsmittel einsetzen kann, dies aber nicht explizit geübt wird, geht das Gestentraining schrittweise auf die Anbahnung von Handgesten ein. Es kann dabei zwei Ziele verfolgen:

1. Gesten als Deblockierung/Hilfestellung bei sprachlichen Schwierigkeiten, z.B. bei Wortfindungsstörungen, nutzen
2. Gesten als Ersatz zur verbalen Sprache anbahnen

Angehörige äußern z.T. **Bedenken gegenüber dem Gestentraining**, weil sie befürchten, dass nur noch Gesten geübt werden, aber keine verbale Kommunikation mehr. Die Sprachtherapeutin sollte in diesem Fall erklären, dass produzierte Gesten und Pantomimen die Wortfindung begünstigen können (Goldenberg 2007).

Rezeption von Gesten

Die Zielgruppe für das Gestentraining sind v.a. Klienten mit unflüssigen Aphasien. Diesen Klienten legt die Sprachtherapeutin bei Aufgaben zum Gestenverstehen zunächst verschiedene Realgegenstände oder Bilder von Objekten (z.B. Kamm) oder Handlungen (trinken) vor. Anschließend führt sie selbst eine entsprechende Pantomime aus. Der Klient soll dann den passenden Gegenstand oder das Bild mit der jeweiligen Handlung zeigen.

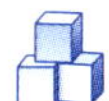

Beispiele für Therapiematerialien sind:

- „Gestenfotos" (Prolog) (EAN/ISBN/DOI: 4040555480007)
- Bild- und Wortmaterial zum Gestenverständnis (Fawcus et al. 1996, 21–26)

Produktion von Gesten

Will die Sprachtherapeutin die Gestenproduktion des Klienten trainieren, kann sie Übungen mit und ohne Objektgebrauch einsetzen (Daumueller/Goldenberg 2010). Beim **Gestentraining mit Objektgebrauch** bieten sich folgende Aufgaben an:

1. das Objekt in seiner Funktion tatsächlich benutzen, z.B.: „Trinken Sie bitte aus dem Wasserglas!" (Abb. 9a)
2. das Objekt benutzen, aber die Funktion fiktiv ausführen, z.B. mit leerem Glas und der passenden Aufforderung: „Tun sie so, als würden Sie aus dem Glas trinken!"
3. unmittelbar nachdem das echte Objekt tatsächlich gebraucht wurde, die Geste wiederholen, z.B.: „Bitte trinken Sie aus dem Wasserglas. Und nun wiederholen Sie die gleiche Geste!" (Abb. 9b)
4. die Geste vom Klienten ausführen lassen, während sich das Objekt in Sichtweite befindet, z.B.: „Sie sehen hier das Glas. Bitte machen Sie eine Geste, als würden Sie aus dem Glas trinken!" (Abb. 9c)

5. die Geste vom Klienten ausführen lassen, während er Bilder des Objekts sieht, z. B.: „Sie sehen hier ein Bild von einem Glas. Bitte führen Sie eine Geste aus, als würden Sie aus dem Glas trinken!"
6. Geste in die Kommunikation einbetten: Die Sprachtherapeutin stellt Fragen, die der Klient mit einer Geste beantwortet.
7. In der Gruppentherapie bieten sich auch Rollenspiele dazu an.

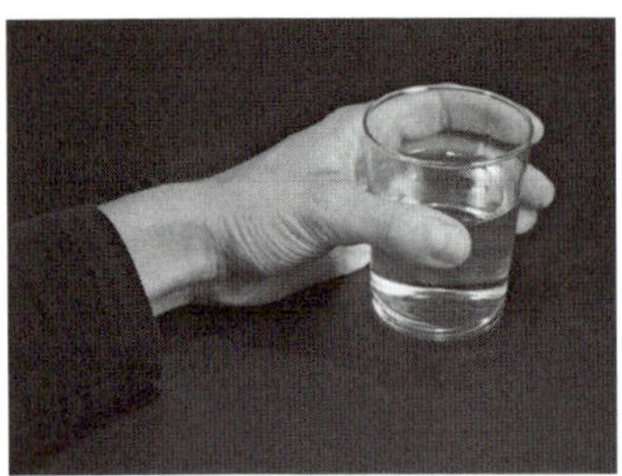
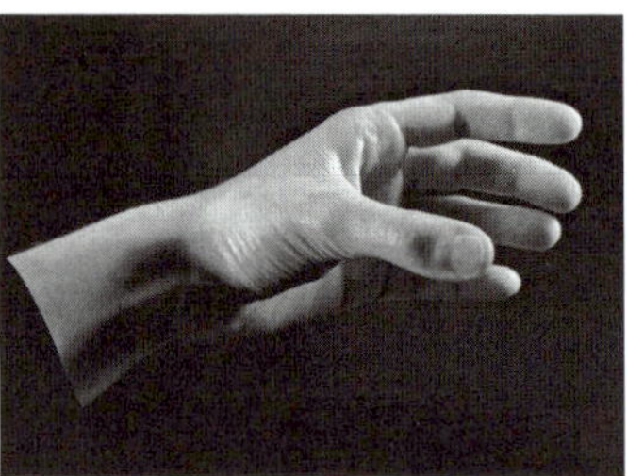
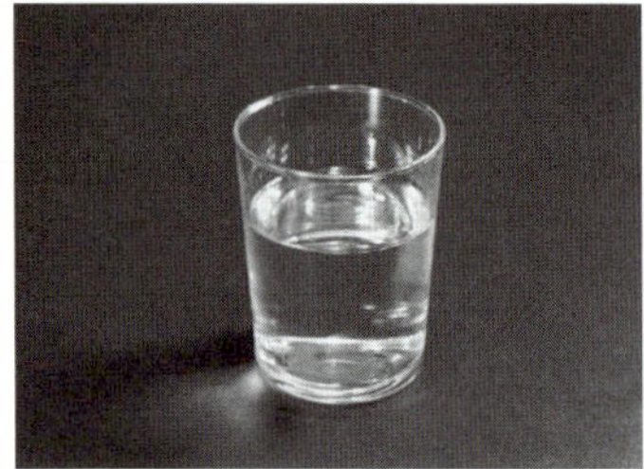

Abb. 9a–c: Beispiele für die Stufen 1, 3 und 4 beim Gestentraining mit Objektgebrauch

Für das **Gestentraining ohne Objektgebrauch** sind v. a. zwei Aufgabentypen sinnvoll:

1. Die Sprachtherapeutin macht die Geste vor (z. B. „Daumen nach oben"), der Klient ahmt sie nach.
2. Der Klient führt die Geste auf eine Frage der Sprachtherapeutin hin aus (z. B. „Wie geht es Ihnen?").

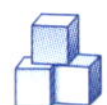

Im Rahmen des Buchs „Ohne Worte" von Ostermann zeigt Vauth (2003) ein Pantomimetraining zur Verbesserung konzeptuell-semantischer und lexikalisch-semantischer Fähigkeiten auf Video.

Vorteile

Empirische Studien zeigen, dass Klienten mit phonologischen Störungen eine bessere Wortfindung aufweisen, wenn sie vor dem Benennen die entsprechende Gestik produzieren. Hingegen profitieren Klienten mit semantischen Störungen oder mit Sprechapraxie weniger davon (z. B. Rose / Douglas 2001).

Daumueller / Goldenberg (2010) konnten bei einer kontrollierten Gruppenstudie die Effektivität des Gestentrainings belegen. Der Geneneralisierungseffekt, d. h. die Ausweitung des Effekts von geübten auf ungeübte Pantomimen, fiel allerdings gering aus. Daraus lässt sich für die Therapie ableiten, dass primär solche Gesten ausgewählt werden sollten, die für den Betroffenen individuell relevant sind.

Bestimmte Begleitstörungen können den Einsatz von Gesten einschränken:

Kontraindikationen

- Apraxie: Eine bestehende Apraxie kann das Lernen und den Einsatz von Gesten behindern.
- exekutive Störung: Eine Planungsstörung kann den Einsatz der geübten Gesten beeinträchtigen.
- Gedächtnisstörung: Wenn der Betroffene nicht an die Ersatzstrategie „Geste" denkt bzw. sich nicht an die Handhabung der geübten Geste erinnern kann, ist der Gesteneinsatz im Sinne einer Kompensationsmethode als Mittel der Deblockierung der Sprache erschwert.
- beeinträchtigte kognitive Flexibilität: Bei sprachlichen Schwierigkeiten bewusst auf nonverbale Möglichkeiten auszuweichen bzw. diese so zu verändern, dass sie verständlicher werden, setzt eine hohe Umstellfähigkeit voraus. Diese kann im Rahmen einer neuropsychologischen Begleitstörung eingeschränkt sein (Goldenberg 2007).

Rose (2006) gibt einen Überblick über Studien zur Effektivität von Gesten in der Aphasietherapie.

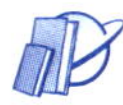

Training des Zeichnens

Zielgruppe

Auch das Zeichnen als Kommunikationsmittel kann isoliert geübt werden. Für ein Zeichentraining eignen sich besonders Klienten, die keine schwere Apraxie aufweisen, keine schweren semantischen Störungen haben und die das Zeichnen (evtl. mit der linken Hand) als Modalität akzeptieren. Das Zeichentraining kann sich an verschiedenen Ansätzen orientieren.

technischer Ansatz

Ein eher „technischer" Ansatz zielt darauf ab, dass der Klient erkennbare und gegenständliche Objekte zeichnet, die die wesentlichen Details enthalten (z. B. die Zacken einer Gabel). Dabei empfiehlt sich folgendes Vorgehen:

1. Die Sprachtherapeutin legt dem Klienten ein Bild mit einem Objekt (z. B. mit einem Schlüssel) oder einer Handlung (z. B. „Die Frau trinkt Kaffee.") vor. Er wird aufgefordert, das Bild nachzuzeichnen.
2. Man bespricht die Zeichnung und gibt Lösungsvorschläge bei Schwierigkeiten.
3. Der Klient zeichnet das Objekt oder die Handlung noch einmal aus dem Gedächtnis.
4. Wenn dies funktioniert, geht man zu Bildfolgen über.

Die Methode „Back to the Drawing Board" (BDB) (Morgan / Helm-Estabrooks 1987) greift beispielsweise auf solche Prinzipien zurück.

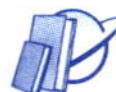

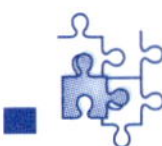

Zeichnen aus dem Gedächtnis: Herr B. leidet an einer unflüssigen Aphasie, wobei sich die Symptomatik nach einem zweiten Schlaganfall verschlechtert hat. Herr B. war Uhrenmacher und hat noch immer eine Werkstatt zu Hause, in der er Uhren für Menschen aus seinem Umkreis repariert. In der Sprachtherapie zeichnet er die Werkzeuge aus dem Gedächtnis, die er für die Uhrenreparatur benötigt und versucht, sie anschließend zu benennen.

interaktives Zeichnen

Beim interaktiven Zeichnen („interactive drawing", Lyon 1995) gestalten Klient und Sprachtherapeutin den Prozess des Zeichnens als gemeinsamen Dialog. Auch wenn die Person mit Aphasie schwer betroffen und nicht imstande ist, selbstständig zu zeichnen, kann sie der Sprachtherapeutin dennoch Hinweise geben (z. B. eine Zeichnung ergänzen, widersprechen), wenn diese ihre Skizzen anfertigt.

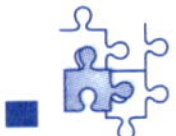

interaktives Zeichnen einer Wohnung: Herr K. hat eine mittelschwere Aphasie mit Sprechapraxie. Die Sprachtherapeutin bahnt mit dem Thema „Wohnung" eine Situation für das interaktive Zeichnen an.

Th.: „Sie haben mir erzählt, Sie wohnen in einer Wohnung hier in der Umgebung."

Herr K.: „Mhm. Zwan-fünf-fünfundzwanzig."

Th.: „Seit fünfundzwanzig Jahren schon. Wohnen Sie da alleine oder mit Ihrer Frau?"

Herr K.: „Frau au."

Th.: „Heute möchte ich mal genauer wissen, wie es bei Ihnen zu Hause aussieht. Sprachtherapeutinnen sind ja neugierig, das wissen Sie schon, oder?"

Herr K.: (lacht)

Th.: „Hier haben wir ein Blatt Papier. Ich versuche mal, mit Ihrer Hilfe Ihre Wohnung aufzuzeichnen." Th. stellt Herrn K. verschiedene Fragen: „Wie viele Zimmer haben Sie? Und wie groß sind die Zimmer?" Sie beginnt parallel, den Umriss einer Wohnung zu zeichnen: „Versuchen Sie mal, den Grundriss hineinzuzeichnen!"

Herr K.: (beginnt zögerlich, Linien zu ziehen, zeichnet einen großen Raum)

Th.: „Ist das das Wohnzimmer?"

Herr K.: „Mhm" (nickt)

Th.: (schreibt „Wohnzimmer" in die Skizze, etc.)

Es können auch **linguistische Übungen** in das Training des Zeichnens integriert bzw. daran angeschlossen werden. Als Wortmaterial stehen, auf das Beispiel der Wohnung bezogen, exemplarisch folgende semantische Kategorien zur Verfügung:

- Räume: Esszimmer, Wohnzimmer, Küche, Bad, WC / Toilette, Schlafzimmer, Flur, Balkon, Terrasse, Garten, Keller, Dachboden, Garage
- Möbel: Bett, Schrank, Tisch, Stühle, Sofa / Couch, Küche, Teppich
- elektrische Geräte: Fernseher, Telefon, Waschmaschine

Mit diesem Wortmaterial sind semantische Übungen, z. B. semantisches Differenzieren („Was gehört nicht dazu?"), sowie phonologische Übungen (z. B. „Ist das ein Bett oder das Bad?") denkbar. Außerdem kann die häufig vernachlässigte Wortart der Adjektive zur Beschreibung der Wohnung eingesetzt werden, z. B., indem nach den Eigenschaften der Wohnung gefragt wird („Ist die Miete Ihrer Wohnung teuer oder billig?") oder Gegenteile (Antonyme) benannt werden sollen („hell / dunkel", „laut / leise").

Einschätzung

Zur Therapieform des kommunikativen Zeichnens bei Aphasie existieren v. a. Einzelfallstudien. Da sich die Fähigkeit zum Zeichnen nach dem Schlaganfall, falls sie betroffen war, wieder herstellen kann, bietet das Zeichentraining eine gute Möglichkeit der alternativen oder unterstützenden Kommunikation. Goldenberg (2003) wies in einer vergleichenden Studie mithilfe des Pantomime- und Zeichnentests nach, dass Klienten mit Aphasie besser zeichnen als die jeweilige Pantomime ausführen konnten.

Am Zeichentraining wird kritisiert, dass die Objekte im Normalfall von einer Vorlage abgezeichnet bzw. aus dem Gedächtnis skizziert werden. Dies widerspricht in gewisser Weise der therapeutischen Zielsetzung, dass der Klient seine Zeichnungen von sich aus zu kommunikativen Zwecken einsetzt. Die Herausforderung besteht also darin, die Leistungen in die Alltagskommunikation zu transferieren.

Elektronische und nicht-elektronische Kommunikationshilfen

Bei großen Schwierigkeiten in den produktiven sprachlichen Leistungen können Kommunikationshilfen nützlich sein. Sie verfolgen das Ziel, die Kommunikationsfähigkeit durch die Kompensation sprachlicher Einschränkungen zu verbessern. Man unterscheidet zwischen elektronischen und nicht-elektronischen Hilfsmitteln.

elektronische Kommunikationshilfen

Elektronische Hilfsmittel sind meist Handcomputer mit einer Sprachausgabe, die synthetisiert hergestellt oder digital vor Gebrauch aufgesprochen wird. Letzteres hat den Vorteil, dass es sich um eine natürliche Stimme handelt.

Touchspeak

Ein Verfahren, das speziell für Aphasien entwickelt wurde, ist der „Touchspeak". Bei diesem Gerät handelt es sich um einen kleinen Handcomputer mit Bildschirm und Tastatur, der über eine synthetische sowie digitale Sprachausgabe verfügt und verschiedene Optionen ermöglicht (z. B. das Abrufen von festem Vokabular, die Eingabe von Schrift über die Tastatur oder die Anfertigung von Zeichnungen).

Einschätzung

In einer Therapiestudie wiesen van de Sandt-Koenderman et al. (2007) nach, dass sich die „totale" Kommunikationsfähigkeit nach dem Training mit dem „Touchspeak" erhöht. Allerdings stellte sich bei einer „Follow-up"-Untersuchung nach zwei Jahren heraus, dass nur noch wenige Klienten das Gerät tatsächlich benutzten. Eine therapeutische Begleitung erwies sich demnach als notwendig.

B.A.Bar

Ein weiteres Verfahren mit digitaler Sprachausgabe stellt der B.A.Bar dar. Das kleine Gerät kann Barcodes lesen und verfügt über eine digitale Sprachausgabe, die entweder von dem Klienten oder der Sprachtherapeutin besprochen werden kann.

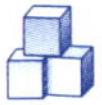

Auf den Seiten der Firma INCAP (*www.incap.de*) sowie auf der Seite der Stiftung der elektronischen Hilfsmittel (*www.fst.ch*) sind die beiden Produkte sowie weitere elektronische Hilfsmittel erhältlich.

Vorteile

Nobis-Bosch et al. (2010) führten eine randomisierte kontrollierte Gruppenstudie zum Heimtraining mit dem B.A.Bar durch. Als Material wurden Alltagsdialoge verwendet. Es zeigten sich überzufällige stabile Verbesserungen in den sprachlichen und kommunikativen Leistungen nach der Intervention.

Nachteile

In der Praxis hat sich gezeigt, dass der Einsatz von B.A.Bar v. a. für Klienten mit einer Armparese erschwert ist, weil das Gerät die Barcodes häufig nur dann erkennt, wenn man sehr gerade und in einer bestimmten Geschwindigkeit über den Code fährt. Elektronische Kommunikationshilfen sind insgesamt meist mit einem hohen finanziellen Aufwand verbunden. Daher ist wichtig, dass die Sprachtherapeutin, evtl. in Absprache mit einem Vertreter der Herstellungsfirma, folgende Fragen klärt:

- Ist das Gerät bei der vorliegenden Form der Aphasie empfehlenswert?
- Ist der Klient motiviert, eine elektronische Hilfe in Anspruch zu nehmen?
- Können Begleiterscheinungen, wie Hemiparese, Exekutiv- oder Gedächtnisstörungen den Einsatz behindern?
- Wie ist die Einstellung des Umfelds zu einem bestimmten Medium?
- Ist eine therapeutische Begleitung zur Anpassung der Kommunikationshilfe erforderlich?

nicht-elektronische Kommunikationshilfen

Für die Aphasietherapie stehen einige nicht-elektronische Kommunikationsmittel zur Auswahl. Sie haben den Vorteil, dass sie nicht auf Netzanschluss oder Batterien angewiesen sind, kostengünstig angeschafft und problemlos von der Sprachtherapeutin an die individuellen Bedürfnisse des Klienten angepasst werden können.

Bei Klienten mit einer schwereren Aphasie oder auch bei Gedächtniseinbußen erweist sich ein speziell angepasster Therapieplan als hilfreich.

adaptierter Therapieplan

Zur Verständnissicherung und Orientierung der Wochen- oder Tagesübersicht bieten sich z.B. folgende Gestaltungsmöglichkeiten an:

- vergrößerte Schrift, Hervorhebung von Schlüsselwörtern
- Fotos der Therapeutinnen
- Piktogramme für die jeweilige Therapiedisziplin
- ein Ziffernblatt der Uhr anstatt der bzw. zusätzlich zur digital angegebenen Uhrzeit des Termins

Dies erfordert zwar einen wöchentlichen Arbeitsaufwand, ermöglicht dem Klienten aber eine größere Autonomie und Partizipation im Rehabilitationsablauf und reduziert den Betreuungsaufwand für die Therapeutin. Die Sprachtherapeutin sollte den Plan dabei zusammen mit dem Klienten in der Therapiestunde erarbeiten, d.h. die Struktur des Therapieplans erklären, die Schwierigkeiten des Klienten beim kompetenten Umgang mit dem Plan erheben und notwendige sprachliche und visuelle Hilfen an die jeweiligen Bedürfnisse anpassen. Um zu erfahren, ob der Klient auch im Klinikalltag damit erfolgreich umgehen kann, ist es wichtig, sich mit Kollegen der anderen Disziplinen auszutauschen.

Aphasie-Ausweis

Der Aphasie-Ausweis ist ein kleines Kärtchen, das problemlos in jeden Geldbeutel passt und über den Aphasieverband (*www.aphasiker.de*) bestellt werden kann. Er sollte

- wichtige Daten zur Person sowie Kontaktadressen von Bezugspersonen für etwaige Notfälle enthalten,
- eine kurze Aufklärung über Aphasie liefern („Aphasie ist keine Denkstörung“) und
- dem Gegenüber erklären, wie er sich sprachlich verhalten soll.

Bewertung

Prinzipiell ist es gut, wenn v.a. schwer beeinträchtigte Klienten ein Dokument mit den wichigsten Informationen zur eigenen Person und zur Aphasie mit sich führen. Ein Teil der Betroffenen lehnt dies jedoch ab, weil der Aphasie-Ausweis mitunter ein Gefühl der Stigmatisierung vermitteln kann.

Kommunikationsbuch

Eine weitere nicht-elektronische Kommunikationshilfe stellt das Kommunikationsbuch dar. Es bietet die Möglichkeit, in der Kommunikation sprachersetzend auf Bilder o.Ä. zu zeigen oder das Sprachverständnis zu sichern. Zudem kann über die Bilder zur Person deren Identität (wieder-) aufgebaut werden. Kommunikationsbücher sind für Klienten geeignet, die

- in der Sprachproduktion schwer eingeschränkt sind,
- begleitend eine Sprechapraxie oder / Dysarthrie aufweisen und
- sich in der postakuten Phase der Aphasie befinden.

Struktur

Als Kommunikationsbuch kann z. B. ein Spiralordner im A5-Format verwendet werden. Es besteht aus Kategorien, die für den Betroffenen relevant sind, beispielsweise Angaben zur Person, Name, Adresse, Familie, Grundbedürfnisse, Befindlichkeit, Wohnung, Beruf, Hobbies, Nahrungsmittel, Kleidung, Körperpflege, Informationen zum Themenfeld Krankenhaus und Therapien sowie Referenzen, wie Jahreskalender, Wochenplan, Uhr, Jahreszahlen, Orientierungspläne für U-Bahn, Stadtplan, Deutschlandkarte oder Weltkarte.

Material

Das Bildmaterial kann aus Vorlagen des Therapiematerials entnommen werden, wobei diese von der Qualität und durch ihre begrenzte Auswahl meist nur wenig ansprechend sind. Vielmehr empfiehlt es sich, individualisierte Kommunikationsbücher (Glindemann / Krug 2012) zu erstellen. Dabei wählt der Klient die für ihn passenden Bilder, z. B. über eine Bildersuche im Internet, selbst aus. Unter die jeweiligen Bilder werden anschließend die entsprechenden Wörter geschrieben.

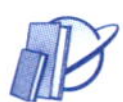

Mehr praktische Informationen zum Aufbau von Kommunikationsbüchern (z. B. Trennstreifen, Bilderanzahl auf einer Seite) finden sich bei Glindemann / Krug (2012).

Anwendung

In der Therapie wird der Einsatz des Kommunikationsbuchs geübt. Die Sprachtherapeutin stellt Fragen, auf die die betroffene Person mit Hilfe des Kommunikationsbuchs antworten soll. Umgekehrt kann der Klient auch versuchen, bei einer Wortfindungsstörung im Gespräch den Begriff oder das Bild im Kommunikationsbuch nachzuschlagen.

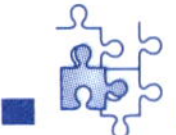

Die Bedeutung eines individualisierten Kommunikationsbuchs: Herr Z., ein junger Klient nach Hirnblutung mit schwerer expressiver Sprachstörung, leidet unter vielen Allergien und lebt vegan. Um andere Personen über verträgliche und unverträgliche Lebensmittel zu informieren, enthält sein Kommunikationsbuch z.B. die ansonsten wenig gebräuchlichen Getreidesorten „Quinoa“ und „Bulgur“. Dadurch stellt das individualisierte Kommunikationsbuch eine wichtige Bezugsquelle für ihn da, die er immer mit sich führen kann.

Das Kommunikationsbuch kann sprachlich stimulierend wirken, da das Sehen des (Schrift-)Bildes die Wortfindung ggf. unterstützt (Goldenberg 2007). Systematische Studien liegen nicht vor.

Einschätzung

Allerdings ist die Erstellung des Kommunikationsbuchs zeitaufwändig. Damit die Bücher im Alltag auch Anwendung finden, nicht vergessen oder abgelehnt werden, sind bestimmte Voraussetzungen zu beachten.

Auf Seiten des **Klienten** sollten folgende Bedingungen erfüllt sein:

- Motivation, auf ein Hilfsmittel zurückzugreifen
- ausreichendes auditives Sprachverständnis von Fragen
- ausreichende Gedächtnisleistung für die Inhalte des Kommunikationsbuchs
- Orientierungsfähigkeit im Kommunikationsbuch
- semantisches Wissen über die Bilder im Kommunikationsbuch
- motorische Fähigkeiten zur Handhabung

Im **Umfeld** sollten folgende Voraussetzungen gegeben sein:

- Akzeptanz und Einsatz des Hilfsmittels
- Beratung und Einbindung von Angehörigen in Therapiesettings, um den Einsatz zu erklären und zu veranschaulichen
- Einbezug des interdisziplinären Teams in der Rehabilitation als erstes Übungs- und Transferfeld

Bei der Erarbeitung der Seiten des Kommunikationsbuchs können neurolinguistische Übungen eingebaut werden, z. B.:

- semantisches Differenzieren,
- semantische und phonologische Merkmalsanalyse,
- Schreiben des Ziellauts beim Eintippen des Suchbegriffs im Internet,
- Lesen von Wörtern und Sätzen des Suchergebnisses.

Piktogramme

Auch Piktogramme stellen nicht-elektronische Kommunikationshilfen dar, die gerade bei Menschen mit schweren unflüssigen Aphasien – mit oder ohne Begleiterscheinungen, wie Dysarthrie oder Sprechapraxie – eingesetzt werden können.

Definition

Piktogramme sind graphische Bildsymbole, die Wörter ersetzen können.

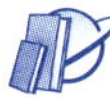

Müller (1992) gibt einen fundierten Überblick über Voraussetzungen der Arbeit mit Piktogrammen, ihren möglichen Einsatz in der Diagnostik und über die Anwendung von Piktogrammen bei Personen mit globalen Aphasien.

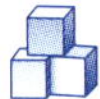

Beim Bundesverband für Aphasie (*www.aphasiker.de*) kann man gegen eine geringe Schutzgebühr das „Pictocom" bestellen, ein kleines Taschenbildwörterbuch für Menschen mit Aphasie.

Wörterbücher Wörterbücher können ebenfalls im Sinne nicht-elektronischer Kommunikationmittel verwendet werden. Für den Therapieeinsatz stehen dabei rein sprachliche Lexika sowie Bildwörterbücher (Pons) zur Verfügung.

Erstere eignen sich eher für leicht betroffene Klienten, die über einen guten lexikalischen Wortabruf für den Wortanfang, ein gutes Lesesinnverständnis sowie ausreichende Exekutivfunktionen für die strukturierte Recherche im Wörterbuch verfügen. Aufgrund der hohen Anforderungen für die Klienten finden Wörterbücher jedoch nur selten Anwendung in der Aphasietherapie.

Skripttraining

In der kommunikativ-pragmatischen Therapie stehen auch verhaltensbasierte Methoden zur Verfügung, die keine „totale" Kommunikation fokussieren, sondern gezielt die verbale Kommunikationsfähigkeit ausbauen sollen.

Ziel Eine Methode dieser Richtung ist das Skripttraining. Es verfolgt das Ziel, sprachlich-kommunikative Verhaltensweisen in vorgegebenen sprachlichen Alltagssituationen zu automatisieren, indem ein jeweils passendes Skript aktiviert wird. Dieses kann schwer betroffenen Klienten helfen, ihre Bedürfnisse zu äußern, mit Begrüßung und Verabschiedungsfloskeln an einer Kommunikation teilzuhaben, Fragen zu stellen oder ein Thema zu beginnen.

Definition

Unter einem **Skript** versteht man ein gespeichertes Schema, das Handlungsabläufe in bestimmten Situationen in den wesentlichen Zügen festlegt. Skripts sind in einem Teil des „Weltwissens" abgelegt. Menschen greifen in ihrem Alltag automatisch auf ein solches Wissen zurück, um das Arbeitsgedächtnis zu entlasten (Storch/Weng 2010a). Ensprechende Theorien stammen aus der Kognitiven Psychologie.

Bei schwer betroffenen Klienten bieten sich zur Vorbereitung „Mini-Dialoge" (Lutz 2010) an, die aus kurzen Nachbarschaftspaaren bestehen: „Guten Tag – Guten Tag", „Guten Appetit – Guten Appetit", „Prost – Prost", „Bitte – Danke", „Schönen Tag – Gleichfalls".

Skripttypen

In der Therapie sollten Skripts bzw. Situationen ausgewählt werden, die für den Klienten im Alltag wichtig sind. Dies erfordert bei schwer betroffenen Klienten eine gute Absprache mit den Angehörigen oder Bezugspersonen.

Dabei können **eingliedrige und mehrgliedrige** Skripts geübt werden: Bei ersteren äußert nur der Klient eine Art Monolog, wobei es zu keiner Erwiderung von Seiten eines Gesprächspartners kommt. Bei mehrgliedrigen Skripts sind dagegen „Sprecherwechsel" vorgesehen, d. h. die Sprachtherapeutin übernimmt die Sprechanteile einer anderen Person. Diese Struktur weist Ähnlichkeiten zum Rollenspiel auf (Kap. „Rollenspiel"). Beispiele für Skriptinhalte sind dabei:

- Begrüßung und Verabschiedung
- von sich und seiner Krankheit erzählen
- einem Gegenüber Fragen stellen
- in der Bäckerei oder Metzgerei einkaufen
- den Notruf alamieren

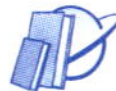

Holland et al. (2010) erheben zusammen mit aphasischen Menschen mögliche Skriptthemen. In der Mehrzahl handelt es sich hier um Skripts, die sich jeweils sehr eng auf den Betroffenen selbst beziehen und die die individuell ganz unterschiedliche Bedeutung verschiedener Skripts veranschaulichen.

Durchführung

Die Sprachtherapeutin führt zunächst verbal in die Situation (z. B. Ort: Apotheke; Wunsch: Rezept abholen) ein. Anschließend werden die sprachlichen Reaktionen, die der Klient in der Handlung äußern soll, besprochen, schrittweise notiert und schließlich geübt.

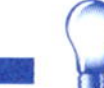

Die einzelnen Gesprächsschritte (turns) können auf Papierstreifen geschrieben werden, sodass sie flexibler handhabbar sind. Auf diese Weise können sie auch als visuelle Unterstützung beim Durchspielen des Skripts dienen.

Medieneinsatz B.A.Bar

Das Skripttraining kann mithilfe von elektronischen Hilfsmitteln unterstützt werden. Nobis-Bosch et al. (2010) haben ein Konversationstraining für Alltagsdialoge mit dem B.A.Bar entwickelt, in dem die Skripte mit Bildern, Schrift und Barcodes dargestellt und abgehört werden können.

Skript „Im Restaurant" (Nobis-Bosch et al. 2010): Kellner: „Hat es Ihnen geschmeckt?", Gast: „Danke, gut." – „Möchten Sie noch einen Kaffee?" – „Nein, zahlen bitte!" – „Das macht neun Euro." – „Stimmt so."

videobasiert

Bilda et al. (2008) entwickelten ein videobasiertes Skripttraining, bei dem die Dialoge in kurzen Filmen abgespielt werden und der Computer dem Klienten hierarchisch festgelegte Hilfestellungen anbietet.

Evidenz

Empirische Untersuchungen wiesen nach, dass durch das Skripttraining auch bei chronischen Aphasien Erfolge zu verzeichnen sind und wichtige Situationen, z. B. das Auslösen des Notrufs, nach dem Training besser bewältigt wurden (Hopper / Holland 1998; Youmans et al. 2005). Doyle et al. (1989) konnten in ihrer Studie zum Fragentraining bedeutsame Verbesserungen in Bezug auf die kommunikative Effektivität, Gesprächigkeit und Neugierde feststellen. Auch das supervidierte Heimtraining von Skripts mit dem B.A.Bar ergab stabile, signifikante sprachliche und kommunikative Verbesserungen sowie eine erhöhte Partizipation in einer kontrollierten Gruppenstudie, bei der die Teilnehmer zufällig einer Gruppe zugeordnet wurden (Nobis-Bosch et al. 2010).

Nachteile

Allerdings zeigt sich in einer Vergleichsstudie mit einer linguistisch orientierten Therapie, dass Letztgenannte weniger zeitaufwändig ist sowie Effekte auf andere Modalitäten zulässt, während die Wirkung des Skripttrainings auf die geübten Einzelsituationen beschränkt bleibt (Hinckley et al. 2001). Umso mehr sollte die Sprachtherapeutin im Skripttraining bemüht sein, solche Situationen auszuwählen, die für den Klienten besonders alltagsrelevant sind.

Zudem scheitern einige Klienten daran, erfolgreich geübte Skripts in den Alltag zu übertragen, wenn die Variabilität des Kontexts unvorhersehbare – und ungeübte – Änderungen erfordert.

Constraint-Induced Aphasia Therapy (CIAT)

Der Ansatz der Constraint-Induced Aphasia Therapy (CIAT) definiert sich als kommunikationsorientiert, steht aber teilweise im Widerspruch zu bisher genannten Verfahren, z. B. zur PACE-Therapie (Kap. „PACE-Therapie").

Definition

Die **Constraint-Induced Aphasia Therapy** (Pulvermüller et al. 2001) intendiert, sprachliche Leistungen durch Grenzen (constraints) zu fördern, indem nicht-sprachliche Kommunikationsmittel unterbunden werden. Der Ansatz geht auf die Forced-Use-Methode aus der motorischen Therapie zurück. Dabei gilt die Prämisse, dass sich eine gestörte Funktion im Sinne der kortikalen Plastizität wiederherstellt, wenn man deren Gebrauch „erzwingt".

Zielgruppe

CIAT wird im Verständnis einer „massed practice" als Intensivtherapie in einem Gruppensetting zehn Tage hintereinander, jeweils drei Stunden täglich, angeboten.

Als Zielgruppe nennen Pulvermüller et al. (2001) Klienten mit einer chronischen Aphasie, globale und amnestische Aphasien ausgenommen, deren Aufmerksamkeit und Belastbarkeit für drei Therapiestunden täglich ausreicht.

Setting

Das Setting der CIAT ist durch folgende Merkmale gekennzeichnet:

- zwei bis drei Personen mit Aphasie als Teilnehmer
- eine Sprachtherapeutin, die in der Therapeutenrolle Karten verteilt und Spielregeln erklärt und aktiv spielt
- eine weitere Sprachtherapeutin als Co-Therapeutin, die den verschiedenen Personen bei Schwierigkeiten hilft, selbst aber nicht mitspielt

Durchführung

Die Sprachtherapeutin verteilt an alle Teilnehmer insgesamt 30 Karten (15 Kartenpaare). Die Aufgabe besteht nun darin, von einem Mitspieler das fehlende Gegenstück zur eigenen Karte zu erfragen, wobei nur mündliche Kommunikation zugelassen ist. Das methodische Konzept basiert auf dem Sprachübungsspiel „Karten hergeben" von Pulvermüller (1990).

Material

Als Material des „CIAT original" (Pulvermüller et al. 2001; Neininger 2002) sind sechs Kategorien vorgesehen:

1. hochfrequente Nomina
2. niederfrequente Nomina
3. Minimalpaare (d.h. Wörter, die sich nur in einem Laut unterscheiden)
4. Farbadjektive und Nomina
5. Zahlwort und Nomina
6. Objekt-Verb-Verbindung bzw. Satz

Meinzer (2004) erweitert diese Kategorien durch einen Materialteil „Schriftsprache", der ein Drittel der Übungszeit ausmachen sollte. Die Materialauswahl folgt insgesamt keinen linguistischen und psycholinguistischen Modellen.

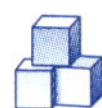

Als Therapiematerial eignen sich Bilder aus dem NAT-Material (Neubert et al. 1999), die ELA-Karten (Stark 1992–1997) und für die Minimalpaare insbesondere „Passt fast" (Trialogo).

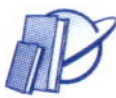

Zur vertiefenden Lektüre ist die Dissertation von Meinzer (2004) zu empfehlen, zugänglich unter: *http://nbn-resolving.de/urn:nbn:de:bsz:352-opus-13027*, 06.02.2013.

Zwei-Zug- und Vier-Zug-Kommunikation

In der ersten Woche werden die Materialkategorien geübt, wobei nur eine „Zwei-Zug-Kommunikation" verlangt wird. Dabei fragt ein Spieler den anderen: „Haben Sie ein Auto?", woraufhin der andere Spieler „Ja!" erwidert und seine Karte ablegt. In der zweiten Woche soll die Karte erst nach nochmaligem Bitten hergegeben werden: „Haben Sie ein Auto?" – „Ja!", „Geben Sie mir das Auto?" – „Hier ist das Auto!"

Zusätzlich kann bestimmt werden, ob die Anrede mit dem Namen oder / und mit Höflichkeitsfloskeln erfolgen soll.

Variationen

Nach Meinzer (2004) soll auch beim Hergeben der Karte der Stimulus noch einmal wiederholt werden, um die Übungsfrequenz zu erhöhen. Zur weiteren Steigerung der Schwierigkeit kann auch der Sprechakt „ablehnen" eingeführt werden, d. h. ein Spieler kann sich weigern, die Karte herzugeben. Er sagt: „Ja, ich habe das Auto, aber ich gebe es Dir nicht!"

Praktische Tipps, z. B. zur Aufbereitung des Therapiematerials, erhält man in verschiedenen Fortbildungen (z. B. Krüger/Tönsing 2012).

Auf der Aphasiestation des Universitätsklinikums Aachen wurde als Modifikation das CIAT-COLLOC entwickelt, das Objekt-Verb-Kollokationen (z. B. Bier trinken, Bier bestellen, Bier zahlen, Bier zapfen) in den Zielitems vorsieht. Im Zuge der modifizierten Therapie stellten sich Verbesserungen auf der sprachlichen und pragmatisch-funktionalen Ebene ein (Jakobs / Kleine-Katthöfer 2011).

Evidenz

Die CIAT-Therapie ist eine der am meisten untersuchten Methoden in der kommunikationsorientierten Aphasietherapie. Es zeigte sich, dass sie sowohl sprachliche wie auch kommunikative Fortschritte bewirkt, die auch sechs Monate nach der Therapie stabil waren (z. B. Meinzer 2004). Im Vergleich zu einer konventionellen Sprachtherapie mit gleicher Stundenanzahl über einen längeren Zeitraum konnten signifikant höhere Leistungen festgestellt werden (Pulvermüller et al. 2001; Neininger 2002). Die positiven Effekte ließen sich auch durch eine Studie an einem Therapiezentrum bestätigen (Krüger et al. 2009).

Besonders wirksam scheint die „massierte Therapie" zu sein, d. h. die hohe Anzahl an Therapieeinheiten von bis zu fünfzehn Stunden pro Woche. Auch die Befürchtung, dass die Teilnehmer CIAT als eintönig empfinden und die vorgegebenen Muster ablehnen könnten, wurde in der Studie von Krüger et al. (2009) nicht bestätigt. Vielmehr zeigten sich die Teilnehmer beim Spiel äußerst motiviert.

Nachteile

Allerdings ist noch nicht bewiesen, dass die CIAT anderen Methoden bei gleicher Therapieintensität überlegen ist. Kritiker führen an, dass es angesichts der Studienergebnisse zum Zusammenhang von Sprache und Gestik nicht überzeugend ist, den nonverbalen Kanal auszuschließen, da der Gesteneinsatz auch die Wortfindung erleichtern kann.

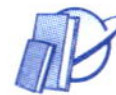

Zur vertieften Lektüre empfiehlt sich das Themenheft zu CIAT in der Zeitschrift „Aphasie und verwandte Gebiete“ (2008), das unter dem folgenden Link kostenlos heruntergeladen werden kann: *www.aphasie.org/upload/aphasie/files/08_Bulletin_1_08.pdf*, 06.02.2013.

Der situative Ansatz

Hintergrund

Der situative Ansatz in der Aphasietherapie wird von Storch / Weng (2010a, 2010b) beschrieben. Ähnlich wie im Fall des modellierten Dialogs wird die Bedeutung eines Bezugsrahmens für Übungen dabei hoch eingeschätzt. Dieser Bezugsrahmen kann eine Situation, z. B. „Familie in der Küche“, ein Thema, z. B. „Rauchen“, oder ein Text sein.

Im Alltag greifen Menschen in solchen Situationen auf spezifische Schemata zurück. Ein Schema enthält netzwerkartig gespeicherte Informationen zu den Charakteristika einer bestimmten Situation. In handlungsbezogenen Schemata, sog. Skripts (Kap. „Skripttraining“), sind die üblicherweise auftretenden Schritte einer Handlung in einer bestimmten Reihenfolge gespeichert (z. B. bei einem Restaurantbesuch).

Situationsbilder

Vor diesem Hintergrund schlagen Storch / Weng (2010b) vor, zu Beginn der Therapie ein Situationsbild einzuführen, das für schwerer betroffene Klienten eine Semantisierung, d. h. eine Sicherung der Wortbedeutungen, ermöglicht. Zudem löst es eine Aktivierung des konzeptionellen Netzwerks im mentalen Lexikon, einen sog. „Priming-Effekt“ (to prime (engl.) = fördern, schärfen), aus (Seel 2003). Beim Situationsbild „Wohnzimmer“ werden beim Klienten z. B. Wörter wie „Couch“, „Fernseher“, „Feierabend“, „entspannen“ oder „warm“ aktiviert. Diese semantischen Verknüpfungen können die Wortfindung erleichtern.

Wenn die Situation mit „W-Fragen“ geklärt wurde, können sprachliche und dialogorientierte Übungen eingebaut werden.

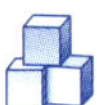

Therapiematerialien für den situativen Ansatz stellen Pustlauk / Weng (2008) und Storch / Weng (2009) bereit.

Einschätzung

Durch die Arbeit mit verschiedenen situationsspezifischen Bezugsrahmen weist der situative Ansatz einen hohen Alltagsbezug auf. Von Storch / Weng (2010a, 2010b) werden Generalisierungseffekte auch auf ungeübte Wörter desselben semantischen Feldes beschrieben. Bislang liegen jedoch noch keine Studien zur Wirksamkeit des situativen Ansatzes vor.

Rollenspiele

Im Gegensatz zum Skripttraining ist das Rollenspiel in seiner Struktur etwas freier. Es basiert auf der Rollentheorie, die ursprünglich aus der Soziologie stammt.

Definition

Eine **Rolle** ist als ein Bündel von Erwartungen zu verstehen, die in einer Gesellschaft an eine Person in einer bestimmten Position gestellt werden (Dahrendorf 2010).

Menschen mit Aphasie können meist relativ gut auf das Wissen um diese Rollen und damit einhergehende Erwartungen zurückgreifen (Gosch-Callsen 1996).

Phasen

Von Hinckeldey (1983) beschreibt fünf Phasen, die bei der Erarbeitung von Rollenspielen durchlaufen werden sollen:

1. **Motivationsphase:** Die Sprachtherapeutin führt in die Situation ein und verteilt die Rollen.
2. **Aktionsphase:** Die Sprachtherapeutin und der Klient spielen das Rollenspiel durch.
3. **Reflexionsphase:** Nach dem Rollenspiel fragt die Sprachtherapeutin den Klienten nach seiner Einschätzung und gibt selbst eine Rückmeldung.
4. **Modifikationsphase:** Sprachliche Schwierigkeiten werden verbessert bzw. kommunikative Alternativen besprochen.
5. **Transfer:** Ähnliche Aufgaben sollen im Alltag durchgeführt werden.

Themen

Priorität haben Themen, die für den Klienten tatsächlich relevant sind, die kürzlich zu Schwierigkeiten geführt haben und die der Klient besser bewältigen möchte. Auf dieser Grundlage kann die Sprachtherapeutin bestimmte Rollenspiele vorbereiten, z. B. „ein Arztgespräch führen", „mit der Nachbarin sprechen" oder „in der Apotheke Medikamente kaufen".

Struktur

Hinsichtlich der Struktur des Rollenspiels unterscheidet man zwischen eingliedrigen (mit einem Sprecherwechsel) und mehrgliedrigen Rollenspielen (mit mehreren Sprecherwechseln).

Das **AphasiePartizipationsTraining (APT)** (Grönke / Mebus 2011) zeigt 30 verschiedene Rollenspiele mit unterstützenden Farbfotographien, wie z. B. Gespräche mit Freunden, Tratsch im Treppenhaus, eine Monatskarte kaufen, Bankgeschäfte erledigen oder Situationen auf dem Kinderspielplatz.

Schwierigkeitsvariation

Die Schwierigkeit des Rollenspiels kann durch Veränderungen folgender Vorgaben variiert werden:

- **Situationsparameter**, z. B.: Gespräch in der Gruppe oder alleine
- **Rollenattribute**, z. B.: die Person ist gestresst, unhöflich oder freundlich
- **Hilfestellungen**, z. B.: Schriftunterstützung oder keine Hilfsmittel
- **Sprechakte**, z. B.: fragen, behaupten, beschuldigen, entschuldigen

In der Motivationsphase sowie in der Modifikationsphase können auch linguistische Übungen zum entsprechenden semantischen Feld eingeplant werden.

Zur Dokumentation und Evaluation empfehlen beispielsweise Glindemann et al. (2002b), einen „Anforderungskatalog" für die einzelnen Situationen zu erstellen.

Einschätzung

Rollenspiele können als Vorbereitung für Alltagsdialoge eingesetzt werden und so die Angst vor bestimmten Alltagssituationen nehmen. Außerdem bieten sie Gelegenheit, spezifische Strategien, z. B. Umschreibungen bei Wortfindungsstörungen oder Nachfragen bei Nichtverstehen, gezielt anzuwenden. Die Übungen finden in einem konkreten, alltagsnahen und kommunikativen Kontext statt, wodurch die Anforderungen im Vergleich zu isolierten Teilleistungsaufgaben (z. B. Benennen von Objekten) höher sind. Studien zur Wirksamkeit werden im Abschnitt zum Skripttraining aufgeführt (Kap. „Skripttraining").

Auch wenn Rollenspiele typischen Alltagssituationen damit schon sehr nahe kommen, bleiben sie dennoch fiktiv. Angesichts der Vielfältigkeit von Situationen und Kontexten im „wahren Leben" muss der Klient immer eine gewisse Transferleistung erbringen.

Ein weiterer kritischer Punkt ist, dass die Übernahme einer Rolle bzw. die Aufgabe eines Rollenwechsels manche Klienten vor unüberwindbare

Schwierigkeiten stellt. Dies kann bei Rollenspielen allgemein eine große Herausforderung darstellen (z. B. Schaller 2001), wird aber durch eine schwere Aphasie und / oder neuropsychologische Begleiterscheinungen zusätzlich verstärkt.

Therapie mit Medieneinsatz

Ein großer Teil der Kommunikation läuft mittlerweile über elektronische Medien ab. Daher ist es erforderlich, diese in die Aphasietherapie einzubinden. Im Folgenden soll näher auf das Telefonieren, das Verfassen von Kurznachrichten und auf die Kommunikation über Chats eingegangen werden.

Telefontraining

Das Telefon stellt ein gängiges Kommunikationsmittel dar. Vielen Menschen ermöglicht es die Verbindung zu Verwandten oder Bekannten, die weiter entfernt wohnen. Gerade für aphasische Menschen, die aufgrund ihrer eingeschränkten Mobilität viel Zeit zu Hause verbringen, kommt dem Telefonieren eine große Bedeutung zu.

Bedingungen

Berücksichtigt man alle Einflussfaktoren auf eine bestimmte Kommunikationssituation, zeigt sich die besondere Herausforderung eines telefonischen Dialogs. Es ist anspruchsvoller, ein Gespräch am Telefon zu führen, als in einer Face-to-Face-Situation, da alle nonverbalen Kanäle, die der Klient dort für das Gespräch nutzen kann, am Telefon nicht zur Verfügung stehen.

Durchführung

Für eine Person mit Aphasie ist es insgesamt leichter, einen Anruf entgegenzunehmen, als selbst einen Anruf zu tätigen. Vor diesem Hintergrund sollte das Telefontraining stufenweise erfolgen:

- Zunächst wird das Annehmen eines Telefonats geübt, dann das eigenständige Anrufen.
- Die Aufgaben können zunächst nur eine Äußerung verlangen (z. B. den Namen) und dann ausgebaut werden, z. B. auf drei bis fünf Gesprächsschritte.
- Das Telefonat wird erst in einem Rollenspiel geübt und erst dann – wenn möglich – in die Praxis umgesetzt.

In Kliniken und Sprachtherapie-Praxen besteht häufig die Möglichkeit, von **zwei** Telefonapparaten aus unterschiedlichen Zimmern zu telefonieren. Zudem ist es denkbar, Kolleginnen oder andere Mitarbeiter für eine bestimmte Übung in die Therapie einzubinden. Eine mögliche Transferübung kann darin bestehen, die Angehörigen zu Hause anzurufen.

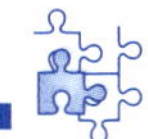

mögliche Telefonübungen: Die Sprachtherapeutin kann Telefonübungen mit den folgenden Aufgabenstellungen einleiten:

1. Anruf entgegen nehmen:
   - „Bei Ihnen zu Hause klingelt das Telefon. Sie nehmen den Hörer ab und sagen Ihren Namen."
   - „Ein Bekannter ruft an und möchte Ihre Frau sprechen. Sie ist aber gerade in der Stadt beim Einkaufen. Was sagen Sie?"
2. Anruf tätigen:
   - „Sie hinterlassen eine Nachricht auf dem Anrufbeantworter von Freunden und bitten um Rückruf."
   - „Sie sind krank. Sie können nicht zur Sprachtherapie kommen. Sie rufen an und sagen ab."
   - „Sie möchten sich telefonisch bei Ihrem Enkel/Ihrer Tochter/Ihrer Freundin melden und nachfragen, ob alles in Ordnung ist, weil sie schon lange nichts mehr von ihm/ihr gehört haben."
   - „Sie rufen bei Ihren Hausarzt an, um einen Termin zu vereinbaren."
   - „Sie möchten sich über die Aphasie-Selbsthilfegruppe informieren. Sie rufen den Gruppenleiter an."
   - „Sie möchten einen Tisch in einem Restaurant reservieren."
   - „Sie möchten telefonisch bei der Bahn ein Ticket bestellen. Sie reisen am 14.6. nach Berlin. Sie sollen um 15 Uhr dort sein."

SMS

Ein gutes Beispiel für funktionales Schreiben und Lesen stellen SMS dar. Üblicherweise bestehen sie aus kurzen, z. T. lückenhaften Nachrichten, wobei es auf den Inhalt und nicht auf orthographische Regeln ankommt.

Wenn der Klient über ein Mobiltelefon verfügt und vor dem Schlaganfall mit Freunden oder der Familie per SMS kommuniziert hat, wünscht er sich zumeist, dies trotz der Aphasie wieder aufzunehmen – oder aber, er möchte dieses Kommunikationsmittel kennenlernen und auf diese Weise verbale Schwierigkeiten kompensieren. In beiden Fällen bieten sich folgende Schritte an:

- ggf. Übungen zur Navigation im Mobiltelefon sowie zum Umgang mit den Tasten durchführen
- Nachricht zunächst mündlich vorformulieren, Begrüßungs- und Verabschiedungsfloskeln (z. B. „Hallo") notieren, Eigenname und Name des Adressaten erarbeiten
- Nachricht anschließend zunächst auf einem Blatt Papier frei schreiben lassen bzw. Schlüsselwörter mit Anagrammen legen lassen, wobei die Sprachtherapeutin Hilfestellungen gibt
- erst dann Nachricht auf der Tastatur eintippen lassen

Themen

SMS werden häufig genutzt, um beispielsweise

- Grüße zu versenden,
- sich über das Wohlbefinden des anderen zu erkundigen oder
- einen Termin zu vereinbaren bzw. zu verschieben.

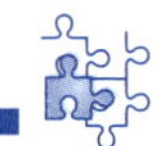

Eine SMS an die Tochter: Herr S., 54-jährig, leidet nach einem akuten Schlaganfall an leichtgradiger unflüssiger Aphasie mit Störungsschwerpunkt in der Wortfindung sowie an einer Sprechapraxie. Außerdem besteht eine mäßiggradige Agraphie. Das Lesen ist relativ gut erhalten. Herr S. möchte seiner Tochter eine SMS schreiben. Da er über das Wochenende aus der Klinik nach Hause kann, will er sie fragen, ob sie ihn am Freitag abholt. Ziel ist, dass Herr S. eine Nachricht in möglichst kurzer Form formuliert. Er schreibt: „Hallo Sabin. Wochende hein. Abholn?"

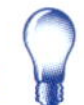

Es sollte nicht zu viel Hilfe von sprachtherapeutischer Seite gegeben werden, da sich Angehörige, die die SMS bekommen, ggf. falsche Hoffnungen über den Therapiefortschritt des Klienten machen könnten.

Einschätzung Das Lesen und Schreiben einer SMS kann als funktionales Kommunikationsmittel auch bei schweren expressiven Störungen eingesetzt werden.

Allerdings erfordert der Umgang mit dem Mobiltelefon ein gewisses Maß an Handlungsplanung, motorischen Fähigkeiten und Gedächtnisleistungen. Außerdem ist das Versenden von SMS-Nachrichten kostenpflichtig. Es empfiehlt sich daher, das SMS-Training mit den jeweiligen Adressaten der Kurznachrichten abzustimmen.

Chat Der computerbasierte Chat hat den Vorteil, dass er der mündlichen Rede nahe kommt, auch wenn der Austausch schriftlich verläuft. Diese Methode eignet sich insgesamt gut für Klienten mit ausreichendem Lesesinnverständnis und residualer Schreibfähigkeit. Chats sind dabei in folgenden Personenkonstellationen realisierbar:

- Klient mit Sprachtherapeutin
- Klient mit Angehörigem
- Klient mit anderen Betroffenen (zunächst mit Unterstützung der Sprachtherapeutin)

Übungen Chats bieten die Möglichkeit, über ein beliebiges Thema offen zu kommunizieren. Andererseits können auch Aufgaben eingebaut werden, bei denen ein Chatpartner dem anderen eine Information im Sinne der PACE-Therapie übermitteln soll (Kap. „PACE-Therapie").

Tabelle 20 zeigt das Protokoll eines angeleiteten Chats von Herrn und Frau D. Sie, seit acht Monaten aphasisch, soll ihrem Mann, der im Nachbarzimmer sitzt, per Computer bestimmte Wörter umschreiben, hier im Beispiel den Begriff „Zündhölzer".

Vorteile Ein Vorteil des Chats liegt in der Tatsache begründet, dass hier der Inhalt mehr zählt als die Form. Über die schriftliche Modalität gewinnt der Klient mehr Zeit für einen einzelnen Redebeitrag. Er kann zunächst auch

Tab. 20: Protokoll einer integrierten Übung in den Chat

Sie:	„Für Tee brauchen wir ein schmales Ding“
Er:	„Ist es der Teelöffel“
Sie:	„Nein, wir brauchen es Un den Tee heiss zu halten.“
Er:	„Teewärmcr“
Sie:	„Fast gut. Aber nur fast. Ich habe eine gearbeitete Stelle, Und die Behaälter sind drin.“
Er:	„Thermosflasche vielleicht“
Sie:	„Nein, es ist kleiner. Bwesthaht aus kleinem Holz.“
Er:	„Ich verstehe es noch nicht“
Sie:	„Man braucht es um etwas anzuzünden.“
Er:	„Zündholz“
Sie:	„Endlci gewusst.“

nur einen Teil der Äußerung „abschicken“. Eine Vielzahl an „Icons“, z. B. Smileys, bietet zusätzliche Unterstützung bei der Formulierung einer Botschaft.

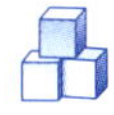

Das Material **„Europatour“** (bestellbar unter *http://lingoplay.de*) eignet sich gut als Grundlage für eine gelenkte Sequenz im Chat. Mit drei verschiedenen Karten zu einem Land (incl. Flagge und Skizze des Landes), zur Hauptstadt und zu Besonderheiten, spricht es viele Klienten an, da Erinnerungen an eigene Reisen geweckt werden.

Aphasie-Chat

Im Forschungskolleg „Medien und kulturelle Kommunikation“ der Universität Köln wurde in Kooperation mit dem Universitätsklinikum der RWTH Aachen und dem Würzburger Aphasiezentrum ein Chat-Room für Menschen mit Aphasie geschaffen: der SOCRATES-Chat. Es ist allerdings hilfreich, wenn die Sprachtherapeutin mit dem Betroffenen die ersten Schritte im Chat gemeinsam übt. Speziell zu diesem Zweck wurde eine Version des Chats angelegt, bei der die Sprachtherapeutin mit dem Klienten trainieren kann.

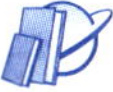

Die Homepage des SOCRATES-Chats ist unter folgendem Link erreichbar: *www.SOCRATES-ag.de*. Dort findet sich eine Demoversion, die Chat-Version für Menschen mit Aphasie und die therapeutische Version für Sprachtherapeutinnen und Klienten.

Evidenz

Insgesamt äußern sich die Betroffenen sehr positiv über diese Kommunikationsplattform. Bislang wurde aber noch nicht systematisch erhoben, welche kognitiven Fähigkeiten vorausgesetzt werden müssen, für welchen Schweregrad der Aphasie der Chat geeignet ist, welche therapeutischen Hilfestellungen in welchem Ausmaß notwendig sind und welche psychosozialen Kontextfaktoren sich als günstig erweisen (Springer 2006).

Internet

Besonders für jüngere Klienten stellt das Internet ein wichtiges Kommunikationsmedium sowie eine Informationsquelle für sämtliche Belange des Alltags und der Freizeit dar. Um im Umgang mit dem Internet erfolgreich zu sein, sind sowohl rezeptive als auch produktive schriftliche Fähigkeiten erforderlich. Außerdem bedarf es ausreichender exekutiver Funktionen zur Planung und Steuerung sowie Aufmerksamkeitsleistungen, um sich auf die jeweils relevanten Ausschnitte konzentrieren zu können. Sind diese Bedingungen auf Klientenseite erfüllt, bieten sich folgende Aufgabenformate für den Therapieeinsatz an:

- Informationen einholen, z.B. die Adresse vom Zahnarzt in der Nähe, über die neue CD der Lieblingsband, den Preis eines bestimmten Buches, das Programm der Würzburger Aphasie Tage
- Bestellungen ausführen, z.B. eines Pullovers oder von Secondhand-Artikeln auf *ebay*
- E-Mails lesen und verfassen, z.B. an die Sprachtherapeutin oder an Freunde
- Installation von Kommunikationsprogrammen, die einen kostenlosen Austausch (telefonieren, schreiben) über das Internet ermöglichen, wie z.B. *skype* (*www.skype.com*)
- Anhören bzw. Sehen von „Podcast"-Nachrichten, z.B. „Tagesschau in 100 Sekunden" auf *www.tagesschau.de*

Therapie eindimensionaler sprachlicher Alltagsaktivitäten

Die Kombination von neurolinguistischen und funktionalen Übungen stellt eine Herausforderung an die Sprachtherapie dar. Im Folgenden werden Beispiele für alltagssprachliche Aktivitäten – gestuft nach Wert-, Satz- und Textebene – dargestellt.

Wortebene

Tabelle 21 vermittelt Ideen für die Therapie alltagssprachlicher Aktivitäten auf Wortebene.

Tab. 21: Übungen zu alltagssprachlichen Aktivitäten auf Wortebene

Modalität: rezeptiv (r), produktiv (p)	**Modalität: mündlich (m), schriftlich (s)**	**Aufgabe: Der Klient soll...**	**Material**
r	s	den Therapieplan verstehen.	Therapieplan
r	s	einen Fahrkartenautomat bedienen.	Alltagsorientierte Therapie, in-vivo-Training (Wendlandt 2003)
r	s	Zeitpläne lesen und verstehen (z.B. einen Zugfahrplan, Umgang mit einem Kalender), visuelle Pläne lesen und verstehen (z.B. einen Stadtplan, das Netz des öffentlichen Verkehrsverbundes).	Referenzpläne
p	m + s	Dinge aufzählen oder aufschreiben, die ihm die Angehörigen in die Klinik bringen sollen (Schlafanzug, Hose, Brille, Hörgeräte, Telefon, Socken, Bademantel, Hausschuhe, Haftcreme, Geld, Versichertenkarte, Adressbuch, Stift und Papier).	Papier, Stift, Zettel, evtl. Bildmaterial
p	m + s	eine Einkaufsliste schreiben.	Papier, Stift, evtl. Bildmaterial
p	s	die Wochentage aufschreiben.	Papier, Stift oder Wochenplan mit einigen fehlenden Wochentagen
p	s	Termine in den Wochenplan eintragen, z.B. „Zahnarzt", „Friseur", „Sprachtherapie" (nach Diktat oder ohne Vorgabe). vgl. Abb. 10	vorgedruckter Wochenplan, eigener Terminkalender
p	s	ein Protokoll für ein Langzeit-EKG ausfüllen, z.B. „Frühstück", „schlafen", „Therapie".	vorgedruckter Tagesplan mit Stundenangaben

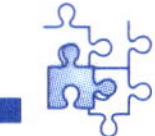

Zutaten aufschreiben: Frau C. backt sehr gerne. Als schriftliche Wortfindungsaufgabe soll sie Zutaten für einen Schokoladenkuchen aufschreiben.

Termine eintragen: Frau Z. lebt trotz ihres Schlaganfalls und der Aphasie alleine zu Hause und soll nun die anfallenden Termine organisieren. Als Gedächtnisstütze möchte sie die Termine aufschreiben. Sie hat noch eine leichte Agraphie. Als Übung in der Sprachtherapie trägt sie ihre Termine in den Wochenplan ein (Abb. 10).

Montag	Dienstag	Mittwoch	Donnerstag	Freitag	Samstag	Sonntag
Zucker Blut-Druch Morgen Essen Post Telephon		Arzt-Besuch Coiffeur	Wasch-Tag	X		Mittag-Essen mit Ein lädung
Pause Mittag-Essen Therapie Besuch Nacht-Essen	Stadt Kaffee Kuchen		Ruhe-Tag	X		Omelette seefuellt mit Hackfleisch Salat

Abb. 10: Frau Z. trägt für jeden Tag ihre Termine in den vorgedruckten Wochenplan ein

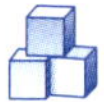

Alltagsorientiertes schriftliches Übungsmaterial findet sich bei Storch/Weng (2003). Wenngleich dieses Material als Eigentraining für Menschen mit leichter bis mittelschwerer Aphasie konzipiert ist, können einzelne Übungen gezielt für die sprachtherapeutische Sitzung mit einem Klienten ausgewählt werden.

Für Betroffene in der Akutphase, die sich noch im Krankenhaus befinden, ist es z.B. eine authentische Aufgabe, Gegenstände aufzuzählen, die von den Angehörigen mit in die Klinik gebracht werden sollen.

Satzebene

Tabelle 22 zeigt alltagsorientierte Therapievorschläge auf Satzebene.

Textebene

In der funktional-pragmatischen Aphasietherapie ist es bei der Arbeit auf Textebene wichtig, Material auszuwählen, das den Klienten motiviert und anspricht. Tabelle 23 gibt einen Überblick über mögliche alltagsorientierte Aufgaben auf Textebene.

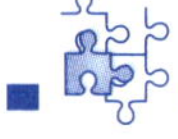

Zeitschriften lesen und verstehen: Frau H. las vor ihrem Schlaganfall regelmäßig die Zeitschrift „Frau im Spiegel". Dort verfolgte sie das Leben der „Stars" und die Neuigkeiten zu prominenten Persönlichkeiten. Ihr Ziel in der Aphasietherapie ist es, wieder kurze Artikel aus dieser Zeitschrift lesen und verstehen zu können. Die Sprachtherapeutin stellt unterschiedliche Fragen zum Text:

1. Ja-/Nein-Fragen
2. Entscheidungsfragen nach dem Schema richtig/falsch
3. offene Fragen
4. Aufforderung, den Text zusammenzufassen

Tab. 22: Übungen zu sprachlichen Alltagsaktivitäten auf Satzebene

Modalität: Rezeptiv (r), produktiv (p)	**Modalität: mündlich (m), schriftlich (s)**	**Aufgabe: Der Klient soll...**	**Material**
r	m	öffentliche Durchsagen verstehen, z.B. am Bahnhof: „Der Zug nach Stuttgart hat Verspätung."	mögliche Durchsagen vorab überlegen
r	m	einfache Handlungsanweisungen verstehen, z.B. „Geben Sie mir bitte das Salz!"	Realgegenstände, z.B. Salz, Teller, Messer, Glas, Wasser
r	m	mündlich vorgegebene Wegbeschreibungen verstehen, z.B. einen Weg auf einer Skizze eintragen oder sich kurze Notizen machen.	Wegbeschreibung, Skizze, auf der der Klient eine Route eintragen kann
r	s	den Speiseplan in der Klinik oder die Speisekarte im Restaurant verstehen, z.B. „Fisch mit Kartoffeln und Spinat".	Speiseplan, Speisekarte
r	s	das Fernsehprogramm verstehen, z.B. „Welcher Film kommt heute um 20.15 Uhr?"	Fernsehzeitung
p	s	Notizen schreiben, z.B. „Bin beim Einkaufen!", „Komme gleich wieder!", „Bin beim Wirt!"	Zettel, Stift
p	s	Postkarten schreiben, z.B. „Alles Gute zum Geburtstag!", „Frohe Weihnachten!", „Viele Grüße aus der Klinik!", „Bis bald!"	evtl. Postkarte

Tab. 23: Übungen zu sprachlichen Alltagsaktivitäten auf Textebene

Modalität: Rezeptiv (r), produktiv (p)	**Modalität: mündlich (m), schriftlich (s)**	**Aufgabe: Der Klient soll...**	**Material**
r	m	Radionachrichten verstehen.	Audioaufnahmen von Nachrichten, z.B. als Podcasts von Homepages der Radiosender
r	s	Kochrezepte verstehen.	z.B. „Rezepte in Bildern" von Hundertpfund (2004)
r	s	Bedienungsanleitungen elektronischer Geräte verstehen, z.B. eines Weckers.	reale Bedienungsanleitungen oder vereinfachte Anleitungen

Modalität: Rezeptiv (r), produktiv (p)	Modalität: mündlich (m), schriftlich (s)	Aufgabe: Der Klient soll...	Material
r	s	Zeitschriften- oder Zeitungsbeiträge unterschiedlicher Textarten verstehen, z.B. Horoskop, Sport, Politik.	unterschiedliche Texte aus Zeitschriften
r	s	den Beipackzettel eines Medikaments verstehen, z.B. „Wie viele Tabellen muss man täglich einnehmen und wann?"	Beipackzettel
p	m	ein Spiel erklären, z.B. ein Kartenspiel, (mit Vorgabe oder frei).	z.B. das Spiel „Uno"
p	m	ein Kuchenrezept (nach-)erzählen.	z.B. „Rezepte in Bildern" von Hundertpfund (2004), Rezeptbücher, Rezepte aus dem Internet, z.B. bei *www.chefkoch.de*
p	m	Witze (nach-)erzählen.	Witze
p	m	einen zehnminütigen Vortrag halten zu einem individuellen Interessensgebiet (z.B. Angeln) oder berufsbezogenen Thema (z.B. Geologie).	Thema mit Klienten auswählen

Zahlenverarbeitung

Weisen Klienten Störungen in der Zahlenverarbeitung auf, stoßen sie im Alltag an vielen Stellen auf Schwierigkeiten. Tabelle 24 zeigt alltagsorientierte Aufgaben für die Therapie.

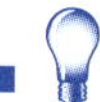

Für ältere Klienten oder bei begleitender Hemianopsie empfehlen sich vergrößerte Texte. Außerdem können einige Bücher im Handel in größerer Schrift als „Großdruckbücher" bestellt werden. Die Anpassung der Schriftgröße ist mittlerweile auch durch digitale Lesegeräte möglich.

Tab. 24: Alltagsorientierte Übungen zur Zahlenverarbeitung

Modalität: Rezeptiv (r), produktiv (p)	Modalität: mündlich (m), schriftlich (s)	Aufgabe: Der Klient soll...	Material
r + p	m + s	einen Termin beim Arzt vereinbaren: Datum und Uhrzeit nach Diktat aufschreiben, z.B. „17.12. um 14.15 Uhr".	Daten mit aufsteigender Schwierigkeit bereithalten
r + p	s	Ausgaben im Haushaltsbuch notieren: Zahlen von der Rechnung in das Haushaltsbuch schreiben, z.B. „15.02., 29,- Euro".	fiktive oder echte Kassenbelege
p	m	seine eigene Telefonnummer diktieren	Tel.-Nr. des Klienten

Alltagsorientierte Therapie (AOT)

Im Alltag werden viele Funktionen, wie Motorik, Planung, Sprache und Gedächtnis, gleichzeitig gefordert. Die Alltagsorientierte Therapie (AOT) ist entsprechend ein trans- und interdisziplinärer Ansatz innerhalb der neuropsychologischen Rehabilitation, der außer Haus stattfindet und sowohl diagnostische wie therapeutische Ziele verfolgt (Götze 1999). Die AOT

Ziele

- überprüft die Auswirkungen der untersuchten Funktionsstörungen im Alltag – gerade auch bei Personen mit Restaphasien, die in der neurolinguistischen Testung nicht mehr als auffällig eingestuft werden, und
- bietet den Rahmen für sprachliche Funktionsübungen, v.a. aber für den Einsatz geübter Kompensationsstrategien. Dadurch können Generalisierungseffekte und der Alltagstransfer unterstützt werden.

Im Vergleich zu einem Rollenspiel erfordert die AOT vom Klienten, dass dieser sich in einer neuen, unvorhersehbaren Situation zurechtfindet, mit fremden Menschen kommuniziert, die mit dem Störungsbild der Aphasie nicht vertraut sind, und mit größerem Stress umzugehen lernt.

Setting

Die AOT findet meist in einer Gruppe statt, die idealerweise aus zwei Therapeutinnen unterschiedlicher Disziplinen (Sprachtherapie, Physiotherapie / Ergotherapie) und ca. zwei bis drei Klienten besteht. In der ambulanten Praxis kann die Sprachtherapeutin die AOT auch mit nur einem Klienten durchführen.

Durchführung

Die Alltagsorientierte Therapie gliedert sich dabei in drei Phasen:

1. **Vorbereitung:** Besprechung der Ziele, Einübung bestimmter Strategien in Rollenspielen
2. **Durchführung der AOT:** Klient führt Aufgabe aus, Sprachtherapeutin beobachtet, greift nur im Notfall ein
3. **Nachbesprechung:** positive Rückmeldung geben, Schwierigkeiten besprechen, Strategien evtl. ändern, überlegen, wie man kommunikative Anforderungen reduzieren könnte

Götze / Höfer (1999) schlagen hilfreiche Fragen zur Erhebung der (gewünschten) Aktivitäten oder Freizeitbeschäftigungen und deren Einschätzung nach Wichtigkeit, Fähigkeit und erwarteter Schwierigkeiten vor.

mögliche Aufgaben

Die AOT kann verschiedene Aufgaben beinhalten und bereits in der Klinik zum Einsatz kommen. Beispiele sind:

- Einkaufen, z.B. im Kiosk in der Klinik oder im Kaufhaus
- Informationen einholen, z.B. an der Pforte der Klinik
- öffentliche Verkehrsmittel nutzen, z.B. Lesen des Fahrplans, richtige Fahrtrichtung der U-Bahn oder des Busses bestimmen
- im Rahmen eines Café-Besuchs z.B. ein Getränk bestellen oder bezahlen

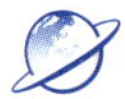

Zur Dokumentation der AOT bietet sich ein **Beobachtungs-Protokoll** an, das eine Übersicht zur jeweiligen Aufgabe und deren effektive Bewältigung bzw. den aufgetretenen Schwierigkeiten gibt. Außerdem können die Konsequenzen für die Sprachtherapie vermerkt werden. Ein entsprechender Protokollbogen-Vordruck steht auf der Verlagshomepage *www.reinhardt-verlag.de* zur Verfügung.

Vorteile

In einer Studie von Götze et al. (2005) wurde die Wirksamkeit der AOT an mehreren Einzelfällen überprüft, wobei die Stichprobe allerdings nicht auf Menschen mit Aphasie beschränkt war. Es konnten signifikante Verbesserungen in den trainierten Alltagssituationen festgestellt werden, bezogen auf die Bewertungskriterien „Performance" (erbrachte Leistung), erfolgreiche Anwendung der „Strategien" und „Awareness" (Störungseinsicht). Die Teilnehmer der AOT schätzten ihre Fähigkeiten in den außerhäuslichen Alltagsaktivitäten ebenso höher ein. Auch in einer ungeübten Standardsituation (U-Bahn) ergab sich ein überzufälliger Zuwachs der gelösten Teilaufgaben. Besonders alleinstehende Klienten führten die geübten Tätigkeiten auch sechs Monate nach der Therapie noch regelmäßig aus.

Hervorzuheben ist die hohe Alltagsnähe der AOT. Ihre diagnostische und therapeutische Aussagekraft wird von keiner anderen pragmatisch-funktionalen Methode erreicht.

Nachteile

Ein Kritikpunkt an der AOT ist der hohe Zeit- und Personalaufwand. Für Klienten mit starken Gedächtnis- und Lernstörungen oder instabilem medizinischen Zustand kommt der Ansatz nicht in Frage.

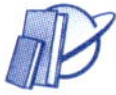

Weiterführende Informationen zur Alltagsorientierten Therapie finden sich bei Götze/Höfer (1999) sowie bei Fries et al. (2007).

Der narrativ-biographische Ansatz

Der narrativ-biographische Ansatz bei Aphasie (Corsten et al. 2011) stellt eine psychosoziale, aber keine psychotherapeutische Therapie dar, die v.a. für chronisch Betroffene mit leichter bis mittelschwerer Aphasie geeignet ist. Ausgangspunkt dieses Ansatzes ist die Überlegung, dass eine Aphasie zu einem Bruch in der Identität der betroffenen Person führen kann.

Ziel

Durch die narrativ-biographische Arbeit soll die Interaktion gefördert und der Blick von den Defiziten auf die Stärken gelenkt werden. Das „heilsame Erzählen" (Rosenthal 2002) beinhaltet die Selbstthematisierung sowie die bereits erlebten Bewältigungsprozesse und zielt auf eine Verbesserung der Lebensqualität ab.

Methoden und Material

Im Projekt „Narraktiv" findet das biographisch-narrative Interview sowohl in der Einzel- als auch im Gruppensetting statt (Corsten et al. 2011): Zunächst fordert die Sprachtherapeutin zum Erzählen der Lebensgeschichte auf, ehe sie in der zweiten Phase gezielte Fragen stellt. Falls erforderlich, gibt sie Hilfestellungen und meldet beispielsweise zurück, wenn sie etwas nicht verstanden hat. Als anregendes Material dienen dabei Fotos sowie aufgezeichnete „Lebensbäume" mit wichtigen Ereignissen.

Informationen zur **Studie „Narraktiv"** finden sich auf folgender Website: *http://narraktiv.de/veröffentlichungen/vorträge-und-poster*.

Evidenz

In der Pilotphase des Projekts „Narraktiv" zeigten sich bereits positive Effekte, wie z. B. der subjektiv erlebte Zuwachs an Teilhabemöglichkeiten auf Seiten der Klienten (Schimpf et al. 2011). Derzeit wird der biographisch-narrative Ansatz an einer größeren Stichprobe erprobt. Shadden / Hagstrom (2007) berichten ebenfalls von Erfolgen, führten jedoch keine systematische Evaluation durch.

Einschätzung

Da Aphasien sich häufig nicht komplett rückbilden und die Lebensqualität maßgeblich einschränken können, sind Ansätze, die auf die Prävention und Intervention psychosozialer Schwierigkeiten abzielen, grundsätzlich positiv einzuschätzen.

Zu klären bleibt, inwieweit der narrativ-biographische Ansatz tatsächlich zu Erfolgen führt und ob bzw. wie man diese reliabel und valide messen kann. Hinzu kommt, dass diese Therapiemethode nur für leichter betroffene Klienten zur Verfügung steht, da sie ausreichend erhaltene Kompetenzen auf Textebene erfordert.

Gruppentherapie

Die Gruppentherapie stellt eine wichtige und eigenständige Therapieform im Rahmen der kommunikationsorientierten Aphasietherapie dar. Sie kann, muss aber nicht mit einer Einzeltherapie kombiniert werden. Gruppentherapien verfolgen unterschiedliche Ziele:

Ziele

- Förderung sprachlicher Funktionen
- Verbesserung der Kommunikationsfähigkeit durch Anwendung (geübter) Strategien und alternativer Kommunikationsmittel, z.B. eines Kommunikationsbuches
- Förderung psychosozialer Ressourcen

Ablauf Masoud (2009, 9) schlägt eine konstante Struktur für den Ablauf einer Gruppentherapie vor:

1. Begrüßungsritual
2. Vorstellung neuer Teilnehmer
3. Abwesenheit fehlender Teilnehmer erklären
4. Einführung des Tagesthemas
5. Durchführung
6. Zusammenfassung und Befragung zur Zufriedenheit mit der Stunde
7. Ausblick
8. Verabschiedungsritual

Methoden Im Setting der Gruppentherapie finden u.a. die bereits beschriebenen Ansätze PACE (Kap. „PACE-Therapie") und CIAT (Kap. „Constrained-Induced Aphasia Therapy (CIAT)") Anwendung.

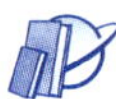

Weitere Methoden für Gruppentherapien, z.B. das Stufenkonzept oder das transprofessionelle Gruppenkonzept, werden bei Masoud (2009) vorgestellt. Auch Simons (1996) bietet Einblicke in verschiedene Inhalte und Methoden der Gruppentherapie.

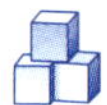

Für die Gruppentherapie eignen sich z.B. folgende Materialien:

- übliches Bildmaterial, wie z.B. „Semantik-Uno" (Prolog), „Das schwarze Schaf" (Schubi)
- sprachgebundene Spiele, wie z.B. „Wörterwald" (Prolog), „Think" (Ravensburger), „Aktionstherapiebox: Rollenspiele für die Sprachtherapie" (Prolog) oder „Ich packe meinen Koffer"
- alltagsrelevantes sprachliches Material, z.B. Nachrichtenaufnahme aus dem Radio, Zeitungsartikel, Witze, Kataloge und Prospekte

Einschätzung Die Wirksamkeit der Gruppentherapie im Hinblick auf Verbesserungen in der Kommunikationsfähigkeit und der sprachlichen Funktionen wurde z.B. im Rahmen einer Metaanalyse von Salter et al. (2010) nachgewiesen.

Positiv ist, dass in der Gruppe eine alltagsnahe Situation konstruiert wird. Die Gruppenteilnehmer geben „natürliche" Rückmeldungen, wenn sie beispielsweise eine Äußerung nicht verstanden haben, und erfahren außerdem, dass sie nicht als einzige von Aphasie betroffen sind. Erfahrungen können auf diese Weise ausgetauscht und Bewältigungsprozesse durch gegenseitiges Lernen initiiert werden. Ein organisatorischer Vorteil ist zudem darin zu sehen, dass sich durch Gruppentherapien die Therapiefrequenz erhöhen lässt.

Manche Klienten lehnen die Gruppentherapie jedoch aus unterschiedlichen Gründen ab: Sie erkennen sich z. B. selbst nicht als Betroffene an, denken und hoffen, dass sich ihr Zustand ohnhehin bald wieder bessert oder fürchten, sich aufgrund ihrer sprachlichen Schwierigkeiten vor der Gruppe zu blamieren. Solche Einstellungen und Ängste sollten von der Sprachtherapeutin in jedem Falle sehr ernst genommen werden.

Kommunikationstraining mit Angehörigen

Bedeutung der Angehörigen

Die meisten Menschen mit Aphasie verbringen den Großteil der Zeit mit ihren Angehörigen, häufig den Partnern. Da der Erfolg eines Gesprächs nicht nur vom Betroffenen selbst, sondern insbesondere auch vom Kommunikationspartner beeinflusst wird, ist es sinnvoll, die nahestehenden Personen mit in die Aphasietherapie einzubeziehen – sofern Angehörige existieren, die überdies die motivationalen, körperlichen und geistigen sowie die organisatorischen Voraussetzungen für eine Mitarbeit erfüllen.

Zielgruppe und Settings

Gerade bei schwer bis mittelschwer betroffenen Klienten macht ein Kommunikationstraining gemeinsam mit dem Klienten und seinen Angehörigen Sinn. Die Einbindung der Angehörigen ist dabei nicht an eine spezielle Rehabilitationsphase gebunden, sondern kann bereits früh begonnen werden. Die Entscheidung, welche Therapieform einzusetzen ist (Einzeltherapie oder Kommunikationstraining unter Einbeziehung der Angehörigen), stellt also keine Entweder-oder-Entscheidung, sondern eine Sowohl-als-auch-Entscheidung dar. Prinzipiell lässt sich das Kommunikationstraining sowohl in Einzel- oder Gruppensitzungen mit mehreren Paaren, ergänzend zur Einzeltherapie als auch im Sinne einer eigenständigen Intervention realisieren.

Methoden

Eine Methode, die häufig in der Kommunikationstherapie mit Betroffenen und Angehörigen eingesetzt wird, ist die PACE-Therapie (Kap. „PACE-Therapie“). Anhand der Art und Weise der Informationsvermittlung kann die Sprachtherapeutin Rückmeldungen zu effektiven und hemmenden Hörer- und Sprecherstrategien des Angehörigen sowie des Klienten geben.

Material

Als Material wird das im Rahmen der PACE-Therapie beschriebene Therapiematerial verwendet. Positive Erfahrungen wurden auch mit individuellem Fotomaterial des Klienten gemacht, wie das folgende Fallbeispiel zeigt.

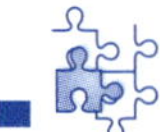

PACE-Therapie mit Bildmaterial des Klienten: Der 56-jährige Hr. I. hat eine postakute globale Aphasie und eine Sprechapraxie. Verbal kann er nur mit „ja" oder „nein" antworten. Im Kommunikationstraining besteht das Ziel darin, die Ehefrau für die effektive Ja-/Nein-Kommunikation zu sensibilisieren sowie alternative Kommunikationsmittel zu fördern. Als Bildmaterial werden Fotos von Räumen aus dem Haus der Familie I. verwendet, die extra für die Therapie angefertigt wurden. Auf dem Tisch wird eine Sichtblende aufgestellt, damit Frau I. das jeweilige Foto nicht sehen kann. Herr I. soll seiner Frau das Bild von der „Terrasse" vermitteln. Er beginnt, mit links zu zeichnen, gleicht anfangs häufiger mit dem Foto ab, später jedoch nicht mehr. Frau I. scheint nach einiger Zeit den Ort zu erkennen, lässt ihn aber dennoch „auszeichnen", da er seinen Blick noch nicht für einen Sprecherwechsel auf sie gerichtet hat. Erst als er aufblickt, zeigt sie auf die jeweils gezeichneten Objekte und fragt: „Ist das ein Tisch?" Herr I.: „Ja!" Frau I.: „Und das sind die Stühle?" Herr I.: „Ja!" Frau I.: „Ist das unsere Terrasse?" Herr I.: „Jaaaa!" (und lacht).

„Conversational Coaching" (CC)

Eine weitere Methode des Kommunikationstrainings mit Angehörigen, die sich eher für Klienten mit mittelschweren bis leichten Aphasien eignet, stellt das „Conversational Coaching" (Holland 1991) dar. Es verfolgt das Ziel, geübte Strategien in eine alltagsähnliche Kommunikationssituation zu übertragen.

Durchführung

Der Ablauf des CC ist folgendermaßen gegliedert:

1. In einer Einzeltherapie erarbeiten der Klient und die Sprachtherapeutin ein **„monologisches Skript"**. Dies kann eine bekannte oder unbekannte Geschichte (z.B. ein Zeitungsartikel) sein. Der Text sollte dabei die Fähigkeiten des Klienten geringfügig übersteigen, sodass er auf den Einsatz von geübten Strategien angewiesen ist.
2. Der Klient soll seinem Angehörigen das **„Skript" übermitteln**, wobei dieser den Inhalt nicht kennt. Als Unterstützung kann sich der Betroffene an Notizen orientieren. Die Sprachtherapeutin übernimmt in dieser Phase die Funktion des „Coaches" und weist den Klienten – falls erforderlich – auf vereinbarte Strategien hin. Sie ermutigt aber auch die Angehörigen, Strategien zur Verständnissicherung anzuwenden, wie z.B. Fragen zu stellen, zu raten oder das Verstandene zu wiederholen. Anschließend wird das auf Video aufgenommene Gespräch von der gesamten Gruppe reflektiert. Diese Nachbesprechung kann auch gut für eine Beratung herangezogen werden.
3. Als **Steigerung** kann das Skript nun auch einer unbekannten Person übermittelt werden, wobei die Videoaufnahme im Anschluss ebenfalls angesehen und analysiert wird.

Material

Bongartz (1998b) kategorisiert die Skripts nach unterschiedlichen Schwierigkeitsgraden:

- **einfache Skripts:** bekannte Erlebnisse erzählen, wie z. B.: „Letztes Wochenende haben wir einen Ausflug an den Ammersee unternommen."
- **schwierigere Skripts:** neue Nachrichten übermitteln, wie z. B.: „Nächste Woche wird das Stadttheater eingeweiht."
- **Skripts mit größter Schwierigkeit:** Formate mit ungewöhnlichen Inhalten kommunizieren, wie Klatschgeschichten aus der Presse, z. B.: „Ein junges Ehepaar hat ein altes Bauernhaus gekauft und darin 100 Barren Gold gefunden."

Einschätzung

Anhand einer videobasierten Konversationsanalyse können die CC-Skripte zu Beginn und nach einer Therapiephase im Hinblick auf den Strategieeinsatz verglichen werden. Holland (1991) beschreibt positive Verläufe von Einzelfällen, kontrollierte Gruppenstudien existieren bislang aber nicht.

Die Methode des CC kommt der natürlichen Kommunikation nahe. Durch den Einbezug von Angehörigen und unbekannten Kommunikationspartnern kann der Transfer der Strategieanwendung erleichtert werden.

Problematisch ist ggf., dass Angehörige sowie dem Klienten unbekannte Personen zunächst einmal verfügbar sein müssen. Zur quantitativen Messung der Effektivität ist zudem eine zeitaufwändige Gesprächsanalyse erforderlich.

Konzepte

In der deutschsprachigen Literatur werden weitere Konzepte zur Kommunikationstherapie mit dem Klienten und seinen Angehörigen beschrieben.

Kommunikationstherapie mit Aphasikern und Angehörigen (Bongartz 1998b): Neben der direkten Arbeit an den linguistischen Symptomen und der Beratung empfiehlt Bongartz ein Therapieprogramm, das aus vier aufeinander aufbauenden Phasen besteht:

1. **Wahrnehmungs- und Selbsterfahrungsübungen** für die Angehörigen
2. **PACE-Therapie** mit dem Betroffenen und dem Angehörigen
3. **„Conversational Coaching"** (Holland 1991)
4. **dialogische Übungen** mit ansteigendem Schwierigkeitsgrad

Einschätzung

Bongartz (1998b) beschreibt keine empirische Evaluation des kompletten Programms. Einzelne verwendete Methoden, wie die PACE-Therapie (Kap. „PACE-Therapie"), sind allerdings untersucht.

Das Kommunikationstraining ist sehr differenziert in einem Stufenmodell aufgebaut und verfügt über eine große Auswahl an detailliert beschriebenen Übungen auf den verschiedenen Ebenen.

Problematisch ist – sofern man die Schritte des Programms beachtet – der große zeitliche Aufwand, der im Konflikt mit einer Standardbehandlung im klinischen oder praktischen Sprachtherapiealltag steht. Allerdings können einzelne Übungen leicht herausgegriffen oder ein extra Seminar dazu angeboten werden.

Praxiserfahrungen: Genal / de Langen-Müller (2004) stellen Ergebnisse und Erfahrungen aus der Kommunikationstherapie mit vier Paaren vor, wobei ein Partner jeweils eine chronische globale Aphasie aufwies. Das Seminar fand an einem Wochenende als Blockveranstaltung statt. Eine Sprachtherapeutin und ein Psychologe stellten das interdisziplinäre Therapeutenteam.

Evidenz Der Angehörigenfragebogen CETI zeigte keine Leistungsverbesserungen nach der Therapiephase an. Die Autoren führen dies darauf zurück, dass die Angehörigen u. U. für die eingeschränkten Leistungen ihrer aphasischen Partner erst durch die Therapie sensibiliert wurden und Vergleiche zu anderen Paaren zogen. Von den Betroffenen wurde das Seminar qualitativ als insgesamt gewinnbringend bewertet.

Die Teilnehmer profitierten von der Gruppenkonstellation, da sie einerseits die Kommunikation und die Strategien der anderen Paare beobachten konnten, andererseits psychosoziale Unterstützung empfanden.

Herausforderungen stellen der hohe organisatorische und personelle Aufwand sowie die vorab zu klärende Kostenübernahme dar.

Das Partner-Aphasiker-Kommunikations-Training (PAKT) (Roth 1989): Das Partner-Aphasiker-Kommunikations-Training wird begleitend zur Aphasietherapie empfohlen. Es bezieht Methoden aus der Paartherapie und dem Psychodrama ein und verfolgt das Ziel, die familiäre Kommunikationssituation zu verbessern.

Durchführung Dabei werden konkrete, aus der Aphasie resultierende Verständigungsprobleme in der Familie aufgegriffen und in Rollenspielen nachgestellt, wobei die Betroffenen jeweils ihre tatsächlichen Rollen einnehmen. Die Sprachtherapeutin und eine Therapeutin mit PAKT-Zusatzausbildung greifen bei Schwierigkeiten unterstützend ein und zeigen am Modell mögliche Lösungsansätze auf. Daraufhin soll die erlernte Strategie unmittelbar angewandt werden.

Bewertung Vorteilhaft am PAKT ist, dass ein großer Alltagsbezug hergestellt und der Strategietransfer auf diese Weise erleichtert wird. Für das Training ist eine psychosoziale Zusatzqualifikation erforderlich, sodass es nicht von jeder Sprachtherapeutin durchgeführt werden kann. Ob die Betroffenen die modellierten Strategien in ausreichendem Maße in ihren Alltag übernehmen können, wäre durch empirische Untersuchungen zu bestätigen. Bislang liegen noch keine Wirksamkeitsstudien zum PAKT vor. Für Klienten mit schweren Sprachverständnisstörungen eignet sich der Ansatz nicht.

3.5 Wirksamkeit von Aphasietherapie

Eine Evaluation der Aphasietherapie ist im Sinne der evidenzbasierten Praxis unerlässlich (Beushausen / Grötzbach 2011). Diese sollte auf den ICF-relevanten Ebenen der Funktionen, Aktivitäten und der Partizipation stattfinden. Folgende Effekte können dabei bewertet werden und in die Evaluation einfließen:

1. **Übungseffekt:** Verbesserungen bei geübtem Therapiematerial
2. **Generalisierungseffekt:** Verbesserungen bei ungeübtem Therapiematerial, das ansonsten mit dem Übungsmaterial vergleichbar ist
3. **Transfereffekte:** Verbesserungen bei vergleichbaren Aufgaben im Alltag
4. **Nachhaltigkeitseffekt:** Nachweis der erwähnten Effekte (1–3) im Anschluss an eine Therapiepause

Stadie / Schröder (2009) erklären anschaulich, wie man eine statistische Wirksamkeitsprüfung im Einzelfall vornimmt.

Methoden

Für eine Therapieevaluation stehen folgende Methoden zur Auswahl:

- **Wiederholungstestung** mit standardisierten Verfahren innerhalb verschiedener Ansätze, z. B.: Aachener Aphasie Test (AAT), Lexikon Modellorientiert (LeMo), Amsterdam-Nijmegen Everyday Language Test (ANELT) Version 2, Partner-Kommunikations-Fragebogen (PKF)
- **informelle Verfahren**, z. B.: Befragung der Klienten und Angehörigen zur Zufriedenheit mit der Therapie, qualitiative Beobachtung der Gespräche
- **Erhebung der Zielerreichung:** quantitative Messung, z. B. über die Goal Attainment Scale (GAS) (Kieresuk / Sherman 1968) (Abb. 11)

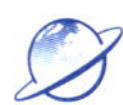

Auf der Verlagshomepage *www.reinhardt-verlag.de* kann diese Form der **Goal Attainment Scale** heruntergeladen werden.

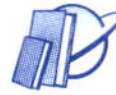

Die Wirksamkeit von Aphasietherapie ist an mehreren Stellen belegt: Eine Zusammenfassung evidenzbasierter Maßnahmen bieten die **Leitlinien zur Rehabilitation aphasischer Störungen** der Deutschen Gesellschaft für Neurologie (2012), einzusehen unter: *www.dgn.org/images/stories/dgn/leitlinien/LL_2012/pdf/ll_92_2012_rehabilitation_aphasischer_strungen_nach_schlaganfall.pdf*, 26.07.2013.

Ziel: ______________________________

vereinbart am (Datum 1): ______________________________

von (Name der Sprachtherapeutin, des Klienten, ggf. der Angehörigen):

____

überprüft am (Datum 2): ______________________________

von (Name der Sprachtherapeutin, des Klienten, ggf. der Angehörigen):

____

☐	☐	☐	☐	☐
0%	25%	50%	75%	100%
nicht erreicht	teilweise erreicht	zur Hälfte erreicht	größtenteils erreicht	vollständig erreicht

Abb. 11: Beispiel für die Goal Attainment Scale (GAS)

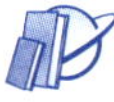

Zudem stellt die **Cochrane Library** Reviews zur Effektivität von Aphasietherapie bereit (Brady et al. 2012), deren Zusammenfassungen unter *www.thecochranelibrary.com*, 13.02.2013, einsehbar sind.

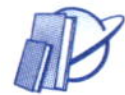

Die **„Evidence-based reviews of Stroke Rehabilitation"** beinhalten auch Reviews zur Rehabilitation bei Aphasie und können heruntergeladen werden unter: *www.ebrsr.com/uploads/Aphasia-SREBR-SREBR-15_1.pdf*, 07.02.2013.

Wirkfaktoren

Bhogal et al. (2003) haben in einer Metaanalyse herausgefunden, dass die Häufigkeit der Therapie einen wesentlichen Wirkfaktor bei der Behandlung chronischer Aphasien darstellt. Dementsprechend führt eine hochfrequente Therapie (ca. neun Stunden in der Woche) in Intervallen zu überzufälligen Verbesserungen bei sprachlichen Fähigkeiten. Angesichts der beschränkten finanziellen Ressourcen im Gesundheitssystem muss jedoch überlegt werden, wie dieses Angebot flächendeckend realisiert werden kann. Neben der Einzeltherapie bietet sich die Möglichkeit einer spezifischen Gruppentherapie sowie eines möglichst supervidierten computergestützten Trainings an.

Methodenvergleich und -kombination

Der Vergleich neurolinguistischer und pragmatisch-funktionaler Therapiemethoden zeigt, dass keine Methode der anderen prinzipiell überlegen ist (z. B. de Jong-Hagelstein et al. 2012). Allerdings muss noch genauer untersucht werden, welche Klienten von welcher Methode am meisten profitieren. Neben den Leistungen der standardisierten Diagnostik sind auch qualitative Faktoren zu berücksichtigen, z. B. die Frage, inwieweit sich die Klienten in dem einen oder dem anderen Setting jeweils wohler fühlen, wobei diese Variablen nur schwer zu quantifizieren und objektivieren sind, da es sich um subjektive Einschätzungen der jeweiligen Klienten handelt. Als besonders effektiv erwies sich eine **integrative Therapie**, d. h. die Kombination neurolinguistischer und pragmatisch-funktionaler Methoden (z. B. Springer 1991).

Zusammenfassung

Für die Aphasietherapie stehen verschiedene Therapieansätze zur Auswahl. Die pragmatisch-funktionale Aphasietherapie zielt darauf ab, die Fähigkeiten in der Alltagskommunikation des Klienten zu verbessern sowie die psychosozialen Schwierigkeiten, die aus der Aphasie resultieren, zu minimieren. Dabei erfolgt eine Orientierung an den Ressourcen des Betroffenen, nicht an der Störung selbst. Die Therapieansätze erfolgen mehr oder weniger individualisiert, wobei das Umfeld, z. B. die Angehörigen, einbezogen werden.

Es ist die Verantwortung der Sprachtherapeutin, gemeinsam mit dem Klienten und dessen Angehörigen relevante Ziele zu formulieren und eine einzelfallorientierte, aber evidenbasierte Therapie anzubieten. Die Kombination der neurolinguistischen und pragmatisch-funktionalen Methoden hat sich hierbei als effektiv erwiesen. Eine Evaluation der Therapie sollte die verschiedenen Ebenen der ICF berücksichtigen.

4 Aphasieberatung

Die Beratung bei Aphasie stellt einen wichtigen Bestandteil des kommunikationsorientierten Ansatzes dar. Sie steht in enger Wechselbeziehung zu den Bereichen der Diagnostik (Kap. 2) und Therapie (Kap. 3).

Definition

Der Begriff **Beratung** meint im Allgemeinen „eine moderne Form fachlicher Information und Unterstützung für komplexe Situationen und/oder spezifische Fragestellungen" (Petzold 2005, 4). Beratung erfordert eine wissenschaftliche Fundierung und eine methodische Reflexion. Ihr übergreifendes Ziel besteht darin, die Handlungsfähigkeit von Klienten aufzubauen bzw. zu vergrößern (Katz-Bernstein 2007). Holland (2007) betont den Unterschied zwischen einer Befragung, bei der Informationen vom Gegenüber in Form eines Interviews erhoben werden, und der Beratung, bei der es um aktives Zuhören geht.

Zielgruppe Die Personen, die von der Sprachtherapeutin beraten werden, können

- der Betroffene selbst,
- seine Angehörigen, Freunde und Bekannte oder
- Fachpersonal aus Therapie, Pflege und Medizin sein.

Zeitpunkt Die Aphasieberatung kann schon kurz nach dem Ereignis einsetzen und bis mehrere Jahre danach andauern. Es ist bereits in der Akutphase hilfreich, ein Gespräch mit den Angehörigen zu suchen bzw. ihnen ein solches anzubieten. So erhalten der Betroffene und die Angehörigen Informationen über die Aphasie und können hinderlichen Kommunikationsmustern sowie psychosozialen Folgen frühzeitig präventiv begegnen.

Ort Die Aphasieberatung ist nicht an eine bestimmte Institution gebunden. Es gibt viele mögliche Orte, an denen sie stattfinden kann. Beispiele hierfür sind:

- Stroke-Unit (Schlaganfall-Einheit)
- allgemeines Akutkrankenhaus

- Klinik für Frührehabilitation
- Klinik für neurologische oder geriatrische Rehabilitation
- sprachtherapeutische Praxis
- Beratungsstelle
- Beratungs-Zentrum, z.B. in einem Aphasie-Zentrum des Verbandes für die Rehabilitation von Aphasikern (Kap. „Verbände, Zeitschriften, Fortbildungen").

Inhalte

Zusammenfassend verfolgt die Aphasieberatung in Anlehung an Tesak (2007) drei inhaltliche Blöcke:

1. Informationsvermittlung
2. Besprechen von kommunikativen Strategien
3. psychosoziale Intervention

Auf die einzelnen Bereiche wird unten genauer eingegangen.

4.1 Beratungskonzepte und Beratungsgespräch

Eine professionelle Aphasieberatung erfordert zunächst ein Grundlagenwissen zu möglichen Beratungskonzepten und theoretischen Modellen. Darauf aufbauend ergeben sich konkrete Beratungsbausteine.

Beratungskonzepte

Auswahl

In der Beratung stehen verschiedene Konzepte zur Verfügung. Für welchen Ansatz oder für welche Ansätze sich die Beraterin entscheidet, fußt zum einen auf dem zugrundeliegenden Menschenbild und zum anderen auf den jeweiligen Umständen der Beratungssituation. Selbstverständlich treten im Beratungsalltag auch Methodenkombinationen auf.

klientenzentrierter Ansatz

Einen wichtigen Ansatz stellt die klientenzentrierte Beratung nach Rogers dar. Ihre Grundlage bildet ein humanistisches Menschenbild, das vom Guten und Kreativen im Menschen ausgeht (Büttner / Quindel 2005). Der Mensch wird als ein auf Beziehungen hin ausgelegtes Wesen gedacht, wodurch der **therapeutischen Beziehung** eine wichtige Rolle zukommt. Voraussetzung für eine solche Beziehung ist eine gemeinsame Vertrauensbasis zwischen Sprachtherapeutin und Klient.

Die Sprachtherapeutin bringt dem Gegenüber dazu Authentizität, Empathie und Akzeptanz entgegen. Als Methode verwendet sie hauptsächlich das aktive Zuhören: Sie versprachlicht und paraphrasiert die Äußerungen der zu beratenden Person, d. h., sie gibt sie in anderen Worten wieder. Der Ansatz eignet sich somit v. a. bei emotionalen Themen.

systemischer Ansatz

In der Aphasieberatung kann auch der systemische Ansatz bedeutsam sein. Dieser geht davon aus, dass die angesprochenen Probleme nicht bei einer einzelnen Person, sondern im sozialen System begründet liegen. Der Klient wird als soziales Subjekt gesehen und im Bezugssystem seiner Familie und der weiteren Umgebung verortet.

Daraus ergibt sich, dass die aphasische Person zwar die Merkmale der Sprachstörung trägt, jedoch stets die ganze Familie von der Aphasie „betroffen" ist. Die Beratung nach dem systemischen Ansatz zielt aus dieser Perspektive auf Ressourcen im Bezugssystem und auf entsprechende Lösungen ab. Die Sprachtherapeutin gibt dabei lediglich Anstöße im System und verhält sich selbst möglichst neutral. Besonders gut eignen sich dazu sog. zirkuläre Fragen.

Definition

Als **zirkuläres Fragen** im weiteren Sinne wird die systemische Interview-Technik verstanden. Zirkuläre Fragen im engeren Sinne definieren einen bestimmten Fragetyp, bei dem man eine Person dazu befragt, wie er die Meinung von Drittpersonen einschätzt (Simon/Rech-Simon 1999).

Zur eingehenderen Auseinandersetzung mit Beratungskonzepten empfiehlt sich Büttner / Quindel (2005).

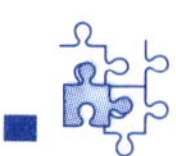

Zirkuläre Fragen der Sprachtherapeutin: „Frau Winkler, was denken Sie, fühlt ihr Sohn, wenn er Besuch von einem Freund hat und Ihr Ehemann Schwierigkeiten beim Sprechen zeigt?"

Praktische Bausteine für das Beratungsgespräch

1. Baustein: Ausgangslage klären: Die Sprachtherapeutin sollte sich von jedem Klienten und dessen Angehörigen ein Bild über die **individuellen Bedingungen** im Sinne des Belastungs-Bewältigungsmodells machen. Eine spezifische und effektive Beratung kann nur dann erfolgen, wenn die Sprachtherapeutin zunächst ein tieferes Verständnis für die Situation aller Betroffenen und deren Bedürfnisse entwickelt. Zu diesem Zweck kann sich die Sprachtherapeutin folgende Fragen stellen:

- In welcher Lebenslage befindet sich die Person aktuell?
- Was sind die Bedürfnisse und Erwartungen der Person in der Beratung?
- Wie schätzt die Person die Aphasie aktuell ein (subjektive Bewertung)?

In der Akutphase sind beispielsweise die Angehörigen noch gar nicht in der Lage, alle Informationen in ihrer Tragweite zu verarbeiten. Teilweise haben sie zu einem späteren Zeitpunkt den Eindruck, man habe sie nicht ausreichend über die Folgen der Aphasie aufgeklärt. Dies mag partiell zutreffen, da die Angehörigenberatung in der Akutphase der Aphasie de facto noch immer unzureichend verläuft. Zu einem anderen Teil weist diese Einschätzung aber darauf hin, dass die damals gegebenen Hinweise bei den Angehörigen nicht „angekommen“ sind.

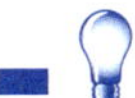

Die Informationen sollten deshalb dosiert und bei Bedarf mehrmals in anderen Worten zu unterschiedlichen Zeiten wieder aufgegriffen werden (Holland 2007).

2. Baustein: Informationsstand erfassen: In einem zweiten Schritt ist es wichtig, zu erfahren, was die zu beratende Person bereits **über Aphasie weiß**. Manche Betroffene oder Angehörige haben noch nie etwas von einer Sprachstörung im Erwachsenenalter gehört, andere hatten bereits Berührungspunkte, weil ein Bekannter oder Verwandter einen Schlaganfall mit daraus resultierender Aphasie erlitten hat.

Die Erhebung des Wissensstandes kann beispielsweise mit Hilfe des Fragebogens „Wissen über Aphasie“ (Bongartz 1998a) ergänzt werden. Dieser ist als kostenloser Download auf der Homepage der schweizerischen Seite „aphasie suisse“ erhältlich: *www.aphasie.org/upload/aphasie/files/Fragebogen_9_FWA_Bongartz.pdf*, 09.02.2013.

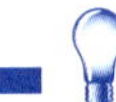

Allerdings ist Vorsicht geboten, denn der Fragebogen eignet sich nicht für alle Angehörigen und kann nicht für alle Phasen einer Aphasie empfohlen werden. Falls Partner besonders von der Aphasie und den veränderten Lebensumständen belastet sind (Kap. 1), muss u. U. mit einer negativeren Bewertung der Kommunikationsfähigkeit gerechnet werden. Außerdem ist eine Befragung der Angehörigen zur Einschätzung der Kommunikationsfähigkeiten im häuslichen Alltag nicht besonders zuverlässig (z. B. der PKF), wenn sich der Klient noch im Krankenhaus befindet und noch gar nicht zu Hause mit Aphasie gelebt hat.

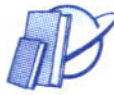

3. Baustein: Resilienz und Optimismus fördern: Die „positive Psychologie“ (z. B. Seligman 2002) spielt in der Beratung bei Kommunikationsstörungen eine große Rolle (Holland 2007). Sie betont die Bedeutung von Resilienz und Optimismus als wichtige **Wirkfaktoren**.

Definition

Der Ausdruck **Resilienz** kommt aus dem Englischen (resilience) und meint die seelische (und körperliche) Widerstandskraft gegenüber belastenden Umständen.

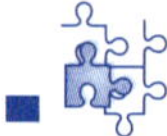

Unterschiedlicher Umgang mit der Aphasie: Frau A. nimmt die Herausforderungen nach dem Schlaganfall ihres Mannes an. Sie selbst sagt über sich: „Dieses Päckchen wurde mir gegeben und nun trage ich es. Ich bin der Typ, der niemals aufgibt". Sie verfügt über eine ausgeprägte Resilienz. Im Gegensatz dazu reagiert Frau B. – im gleichen Alter und einer vergleichbaren Situation – mit Handlungsunfähigkeit, d.h. sie kann in diesem Fall auf eine weniger starke Resilienz zurückgreifen.

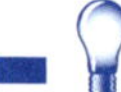

Die folgenden, positiv formulierten Fragen können der Sprachtherapeutin als „roter Faden" eines Beratungsgesprächs dienen:

- Welche Ressourcen bringt die Person mit?
- Wie lassen sich die beiden Faktoren Resilienz und Optimismus erhöhen?
- Welche Unterstützungen kann man aus dem Umfeld erhoffen?

4. Baustein: Fähigkeiten der Beraterin: Es ist Aufgabe der Beraterin, sich selbst zu reflektieren und zu überlegen, welche Rolle sie in einem Beratungsprozess spielt. Eine gute Beraterin weist nach Holland (2007) folgende Fähigkeiten auf:

1. Wissen über die anatomischen Grundlagen der Aphasie, über Störungstypen sowie über aktuelle Behandlungsmethoden
2. „leise" Fähigkeiten: zuhören können, verstehen, betonen, klären, reflektieren, offenlegen, bestätigen
3. „laute" Fähigkeiten: informieren und erklären, anleiten, planen
4. persönliche Eigenschaften

Eine Beraterin verfügt nach Holland (2007) über positive persönliche Charaktereigenschaften, wenn sie sich als aktive und konstruktive Gesprächspartnerin präsentiert, die die Fähigkeit besitzt, jemandem zuhören zu können, der seine Probleme äußert, der Emotionen zeigt, der andere Werte vertritt oder der aus einem anderen Kulturkreis kommt. Für eine effektive Beratung sollte die Beraterin dabei selbst optimistisch, humorvoll und flexibel sein sowie über eine gute Selbstkenntnis und ein ausgewogenes Selbstwertgefühl verfügen.

4.2 Beratung von Betroffenen, Angehörigen und Fachpersonen

Sowohl die Beratung der Betroffenen und ihrer Angehörigen als auch die Beratung von Fachpersonen stellt ein Aufgabenfeld für die Sprachtherapeutin dar.

Beratung von Betroffenen

Ziel

Ziel der Beratung ist es, dass sich der Betroffene sicherer und handlungsfähiger fühlt und sich nicht als „Spielball" im Klinikalltag empfindet.

Subjekt

In der kommunikationsorientierten Aphasietherapie wird die von Aphasie betroffene Person als Mensch ernst genommen und als autonomes Subjekt behandelt. Dementsprechend gilt es, auch den Betroffenen selbst über Aphasie aufzuklären, Kommunikationsstrategien zu diskutieren und ihn über Angebote wie eine Gruppentherapie oder den Aphasieverband zu informieren.

Aufklärung

Nach einem Schlaganfall verstehen einige zunächst einmal nicht, was mit ihnen passiert ist. In dieser Phase ist es wichtig, den Betroffenen zu bestätigen, dass nicht das Denken als solches, sondern „lediglich" die sprachliche Leistung beeinträchtigt ist. Außerdem kann die Sprachtherapeutin betonen, dass es sich bei der Aphasie des Betroffenen nicht um einen Einzelfall handelt, sondern dass eine Aphasie häufig nach einem Schlaganfall auftritt. Das Verständnis muss allerdings immer wieder gut gesichert werden, um Missverständnisse zu vermeiden.

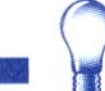

Es bietet sich an, die Erklärungen mit einer entsprechenden Gestik zu veranschaulichen, z. B., indem die Sprachtherapeutin bei der Erklärung des Schlaganfalls auf die linke Seite des Kopfes zeigt. Der Betroffene versteht die Informationen am besten, wenn die Sprachtherapeutin eine einfache Sprache ohne Fachausdrücke verwendet. Anschauliches Bild- (z.B. Schaubild des Gehirns) oder Schriftmaterial (evtl. einfach geschriebenes Informationsmaterial des Aphasieverbandes) bieten dabei eine gute Unterstützung. Die Beschreibungen in Broschüren sind meist breit angelegt und allgemein formuliert. Um die Fülle an Informationen, wie die Übersicht der Syndrome, einzugrenzen und die für den Einzelfall wichtigen Aspekte herauszustellen, empfiehlt es sich deshalb, die individuell relevanten Stellen im Flyer mit Leuchtstift oder mit Kreuzchen am Rand zu markieren.

Strategien Die Hinweise zu den Kommunikationsstrategien erfolgen in enger Verbindung zur Diagnostik und Therapie. Lutz (2010) nennt allgemeine Hörer- und Sprecherregeln für die aphasische Person:

- überprüfen, ob man eine Aussage richtig verstanden hat
- Nichtverstehen sofort anzeigen
- Einsatz von nonverbalen Mitteln nutzen
- nicht aufgeben

Neben diesen allgemeinen Regeln ist jedoch eine individuelle Diagnostik effektiver und ineffektiver Strategien unabdingbar.

Anwendung Lerntheoretisch ist bei der Beratung von Betroffenen zu berücksichtigen, dass es nicht ausreicht, eine Strategie lediglich mitzuteilen bzw. zu erklären. Diese muss vielmehr praktisch erprobt und wiederholt geübt werden. Die Sprachtherapeutin kann somit nicht davon ausgehen, dass die vermittelten Tipps ohne Training in der Alltagskommunikation automatisch umgesetzt werden können. Dies gilt für Sprachgesunde und Personen mit Aphasie gleichermaßen.

Beratung von Angehörigen

Kommunikation ist ein kooperativer Prozess. Für ihren Erfolg sind alle Kommunikationspartner in gleichem Maße verantwortlich. Laut Kagan (1998) gebührt der Schulung des Konversationspartners deshalb genau so viel Aufmerksamkeit wie der direkten Arbeit mit der aphasischen Person.

Leitlinien Die Bedeutung der Angehörigenberatung wird auch besonders betont in den „Qualitätskriterien und Standards für die Therapie von Patienten mit erworbenen neurogenen Störungen der Sprache (Aphasie) und des Sprechens (Dysarthrie)" der Gesellschaft für Aphasieforschung und -behandlung (GAB) und der Deutschen Gesellschaft für Neurotraumatologie und Klinische Neuropsychologie (DGNKN): „In der Angehörigenarbeit stellt die Einzelberatung die unerlässliche Basis dar" (Bauer et al. 2001, 71). Nach Bauer et al. (2001) sollte bei einer Intensivtherapie mindestens eine Beratungsstunde nach Beginn *und* bei Abschluss einer Therapiephase eingeplant werden. Bei einer niedrigfrequenten

Häufig ist das Beratungsgespräch effizienter und für alle Beteiligten entspannter, wenn nur die Sprachtherapeutin und der Angehörige/die Angehörigen teilnehmen.

Therapie empfiehlt es sich, die Angehörigen in regelmäßigen Abständen zu einem Gespräch einzuladen.

Einverständnis erforderlich

Voraussetzung für ein Gespräch zwischen Angehörigen und Sprachtherapeutin stellt allerdings immer das Einverständnis der Betroffenen selbst dar. Es ist nicht akzeptabel, wenn gegen ihren Willen über sie gesprochen wird. Die meisten Klienten willigen aber erfahrungsgemäß gerne ein.

Inhalte

Gespräche in der Angehörigenberatung können ganz unterschiedlich verlaufen – je nachdem, wer an der Beratung teilnimmt, und wie viel Zeit dafür eingeplant ist. Folgende Inhalte können Bestandteil der Beratung sein:

Informationen über Aphasie: Am Beginn der Beratung sollte eine möglichst einfache Erklärung der Ursache, Symptome, Auswirkungen sowie möglicher Begleitstörungen einer Aphasie stehen.

Es empfiehlt sich, professionelles Informations- und Anschauungsmaterial zu verwenden und den Angehörigen dieses auch mit nach Hause zu geben.

Unbedingt zu beachten ist, dass die medizinische Aufklärung die Aufgabe des Arztes darstellt. In der Sprachtherapie werden nur Fragen beantwortet, die in unmittelbarem Zusammenhang mit der Aphasie stehen.

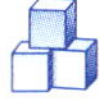

Informationsmaterialien können bei verschiedenen Stellen (z. T. gegen eine Schutzgebühr) bestellt oder ausgedruckt werden, z. B.:

- Bundesverband für die Rehabilitation der Aphasiker e. V.: *www.aphasiker.de*
- Deutsche Gesellschaft für Sprachheilpädagogik: *www.dgs-ev.de/index.php?id=74*
- aphasie suisse: *www.aphasie.org/index.php?id=490*

Angehörige können die Erklärungen besser nachvollziehen, wenn die Informationen auch visuell vorliegen. Außerdem profitieren auch andere Familienmitglieder oder Freunde von schriftlichem Informationsmaterial, das aus einer vertrauenswürdigen Quelle stammt. Das Internet hält demgegenüber eine unüberschaubare Fülle an unsortierten, ungewichteten und z. T. unwissenschaftlichen Informationen zum Thema Aphasie bereit, welche die Angehörigen eher frustrieren oder verängstigen können.

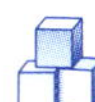

Das erzählende Kindersachbuch „Dododo‘, sagte Papa" (Holdenried 2004) eignet sich gut für Kinder und Jugendliche mit einem betroffenen Elternteil.

Testergebnisse

Die Sprachtherapeutin kann dem Klienten und dessen Angehörigen auch Einblick in die Ergebnisse der Diagnostik gewähren, sofern Interesse besteht oder therapeutische Ziele verfolgt werden.

Kommunikationsstrategien: Ein weiterer wichtiger Schritt der Beratung besteht darin, die betroffene Person, die Angehörigen und auch die Kollegen im interdisziplinären Handlungsfeld über allgemeine und individuelle Kommunikationsstrategien zu informieren.

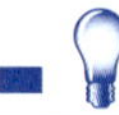

Es empfiehlt sich, die Ergebnisse visualisiert darzustellen. Das Profil des AAT im Protokoll eignet sich z.B. sehr gut, um die Fähigkeiten des Klienten und evtl. Schwierigkeiten zu veranschaulichen sowie Veränderungen im Therapieverlauf darzustellen.

Lutz (2010) gibt einen guten Überblick über allgemeine Regeln bei aphasischer Kommunikation. Für Angehörige empfiehlt sie folgende **Hörerstrategien**:

- abwarten und Zeit geben, anstatt zu schnelle Wortvorschläge einzubringen
- weniger auf die Form, eher auf den Inhalt achten. Manchmal geben Wörter, auch wenn sie nicht direkt passen, Hinweise auf das Gemeinte.
- mitdenken und die Situation beobachten
- keine Verbesserungen der sprachlichen Fehler vornehmen, wenn der Inhalt verstanden wurde
- nicht zum Nachsprechen eines Wortes auffordern
- durch unterstützende Gestik und Mimik sowie einfache Sprache und Rückfragen sicherstellen, dass die Botschaft der aphasischen Person richtig verstanden wurde

Sprecherstrategien für die Angehörigen bestehen nach Lutz (2010) in den folgenden Punkten:

- ruhige und entspannte Atmosphäre schaffen
- nonverbale Kommunikationsmittel, wie Gestik, Mimik, Schrift oder Bilder, sowie paraverbale Aspekte, wie Prosodie oder Stimmmodulation, verständnissichernd einsetzen
- wenn die aphasische Person zeigt, dass sie eine Aussage nicht verstanden hat, das Gesagte umformulieren und in möglichst einfachen Worten und Satzbau mit Pausen ausdrücken
- anstatt offener Fragen, Alternativ- und Ja-/Nein-Fragen stellen

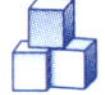

Die Schweizerische Fachgesellschaft und Betroffenenorganisation „aphasie suisse“ bietet auf ihrer Homepage eine Download-Option von Hinweisen für Angehörige: *www.aphasie.org/upload/aphasie/files/Tipps_für_das_Gespräch.pdf*, 09.02.2013.

Gruppenberatung

Als Ergänzung zur Einzelberatung hat sich bei Aphasie auch die Gruppenberatung von Angehörigen als gewinnbringend erwiesen. Inhaltliche Wiederholungen und Überschneidungen zu der Einzelsitzung helfen den Angehörigen, die Informationen zur Aphasie noch besser zu verstehen.

Vorteile

Der besondere Vorteil des Gruppensettings besteht darin, dass sich die Angehörigen untereinander austauschen können und auf diese Weise erfahren, dass sie nicht die einzigen sind, deren Leben sich durch die Aphasie des Klienten plötzlich verändert hat. Dadurch können die Angehörigen die veränderte Lebenssituation subjektiv besser verarbeiten (Bauer et al. 2001). Außerdem können sich so Bekanntschaften in der Klinik ergeben, was den häufig monatelangen Aufenthalt der Betroffenen angenehmer macht.

strukturelle Fragen

Eine Gruppenberatung lässt sich unterschiedlich strukturieren. Je nach den Bedingungen der Einrichtung sind dabei folgende Aspekte zu klären:

- **Teilnehmer:** Soll sich das Angebot nur an Angehörige richten, deren Partner sich alle in einer vergleichbaren Phase der Aphasie befinden (akut, postakut, chronisch) oder bei denen der Schweregrad vergleichbar ist (z.B. nur globale Aphasie) oder soll der Teilnehmerkreis unbeschränkt sein? Häufig kann aufgrund der Heterogenität der Klienten allerdings nur ein Termin mit gemischten Teilnehmern angeboten werden.
- **Häufigkeit:** Ist nur eine einmalige Veranstaltung vorgesehen oder ein Programm, das auf mehreren Terminen aufbaut?
- **Regelmäßigkeit:** Wird ein fester Termin vereinbart (z.B. jeden ersten Mittwoch im Monat, von 14–15 Uhr in der Klinik im Besprechungsraum) oder sind individuelle Termine in Abhängigkeit von der Anzahl der derzeitigen Klienten und deren Bedürfnissen sinnvoller?
- **inhaltlicher Schwerpunkt:** Soll der Erfahrungsaustausch zwischen den Betroffenen im Fokus stehen oder liegt der Schwerpunkt auf einer strukturierten Informationsvermittlung durch die Sprachtherapeutin?
- **Berater:** Tritt nur die Sprachtherapeutin als Beraterin auf oder auch Kollegen aus der Psychologie?

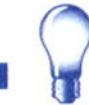

Wenn die Gruppenberatung nicht an einem festen Termin stattfindet, sollten bei der Organisation folgende Dinge beachtet werden:

- Zeitpunkt so legen, dass er sich auch mit dem Tagesablauf älterer Angehöriger vereinbaren lässt (z.B. nicht abends um 19 Uhr)
- Einladung rechtzeitig verteilen
- wenn möglich, die Angehörigen persönlich einladen (durch die Sprachtherapeutin). Erfolgt die Einladung anonym, könnten sich die Angehörigen z.T. nicht angesprochen fühlen, was die Hemmschwelle für eine Teilnahme erhöht.

Evidenz

Bülau et al. (2007) haben 60 Angehörige von Personen mit Aphasie im Rahmen eines Forschungsprojektes acht Monate lang begleitet. Die Angehörigen wurden in unterschiedlichen Kommunikationsstrategien geschult und sollten diese mit den Betroffenen im häuslichen Kontext üben. Die Auswertung zeigte deutliche Verbesserungen in der Kommunikation, gemessen am KAPUA (Kap. „Kommunikationstests").

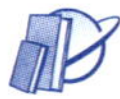

Simmons-Mackie (2000) gibt einen Überblick über Studien, die die Wirksamkeit von Angehörigenberatung bzw. -schulung ebenfalls nachweisen konnten.

Nachteile

Eine vertiefte Schulung mit verschiedenen Schwerpunkten setzt auf Seiten der Institution bzw. der sprachtherapeutischen Praxis sowie bei den Angehörigen allerdings zeitliche und finanzielle Ressourcen voraus. Kostenträger, wie Krankenkasse oder Rentenversicherung, übernehmen solche Angebote nicht standardmäßig. Häufig muss deshalb eine Mischkalkulation aus eigener Beteiligung der Betroffenen, der Einrichtung, der Kostenträger und der Verbände erfolgen.

Beratung von Fachpersonen

erhöhte Teilhabe

Auch die Beratung des Fachpersonals, das in der Akutklinik und während der Rehabilitation mit dem Betroffenen arbeitet, gehört mit zum Aufgabenfeld der Sprachtherapeutin. Es erhöht die Teilhabe der Klienten im Klinikalltag und verbessert die Befindlichkeit, wenn ihre Umwelt über das Störungsbild Aphasie informiert ist und wirksame Kommunikationsstrategien kennt bzw. anwendet. Sprachtherapeutinnen beraten Fachkollegen im Einzelsetting oder auch in der Gruppe im Rahmen einer Fortbildung.

Je nach Tätigkeitsfeld variieren auch die inhaltlichen Schwerpunkte. In jedem Falle sollte aber der Umgang mit Aphasie zur Sprache kommen. Es bietet sich an, die theoretischen Darstellungen anhand von aktuellen Fallbeispielen aus der Abteilung zu veranschaulichen.

„supported communication"

Kagan bietet beispielsweise in Kanada unterschiedliche Schulungen für alle Personengruppen an, die mit Aphasie zu tun haben – Angehörige, Fachpersonal und interessierte Laien. Im Mittelpunkt steht dabei der von Kagan entwickelte Ansatz der „supported communication" (Kagan 1998), der auf die barrierefreie Unterstützung in der aphasischen Kommunikation abzielt.

4.3 Herausforderungen, Lösungsmöglichkeiten und Grenzen

Die Sprachtherapeutin ist bei der Zusammenarbeit mit Betroffenen und Angehörigen im Allgemeinen und in der Beratung im Speziellen nicht selten auch mit kritischen Situationen konfrontiert. Im Folgenden werden schwierige Themen bzw. Situationen beispielhaft genannt und mögliche Reaktionen aufgezeigt.

Thema: Prognose

Häufig stellen Betroffene und Angehörige die Frage nach der Prognose. Wie sollte man als Sprachtherapeutin darauf reagieren?

Insgesamt ist ein ehrlicher, aber vorsichtiger Umgang mit dem Thema ratsam. Zwar ermöglichen es empirische Gruppenstudien und eigene Erfahrungen, gewisse Tendenzen im Verlauf von Aphasien zu prognostizieren (Kap. „Verlauf und Prognose"). Allerdings sind Sprachtherapeutinnen keine „Wahrsagerinnen" (Holland 2007). Eine negative und vernichtende Prognose kann für den Betroffenen und seine Angehörigen ebenso deprimierend sein, wie sich nicht erfüllende Hoffnungen auf der Basis unrealistischer Vorhersagen.

„schwierige" Klienten und Angehörige

Viele Betroffene und Angehörige können folgenden Satz gut nachvollziehen: „Sie brauchen nun viel Geduld. Ein Schlaganfall ist nicht mit einem Beinbruch zu vergleichen".

Nicht selten werden Klienten und Angehörige in der neurologischen Rehabilitation als „schwierig" bezeichnet. Sie zeigen beispielsweise ein forderndes Verhalten, spielen Therapeuten, Pflege und Ärzte scheinbar gegeneinander aus, „klammern" sich durch häufige Anrufe an die Therapeutin, fordern die Anwesenheit bei den Therapiestunden ein, sprechen Vorwürfe und Beschuldigungen aus oder zeigen keine offensichtliche Therapieeinsicht bzw. -motivation.

Interpretation

„Schwierig sein ist Ansichtssache!", schreibt Huth (2003). Dies verweist darauf, dass die von Sprachtherapeutin und Reha-Team als schwierig eingestuften Klienten und Angehörigen meist Gründe für ihr Verhalten haben, beispielsweise:

- fehlende, geringe, widersprüchliche oder unverständliche **Informationen** von professioneller Seite
- das Gefühl, **nicht ernst genommen** zu werden
- **langsamere Anpassung** an die neue Situation, als dies von professioneller Seite her erwartet wird
- schlechte **Vorerfahrungen**

- aber auch: **Veränderungen** durch die Krankheit, z.B. den Schlaganfall, im kognitiven, emotionalen und sozialen Bereich
- vorbestehende **psychische Erkrankungen**, wie Depression oder Sucht

Mit Blick auf diese Ausgangslagen bieten sich folgende Strategien an, um dem „schwierigen Verhalten" von Betroffenen und Angehörigen zu begegnen bzw. diesem vorzubeugen:

- akzeptierende, wertfreie Haltung einnehmen und dabei die notwendige professionelle Distanz wahren
- transparent mit Informationen umgehen
- Verständnis der weitergegebenen Information sichern
- Klienten und Angehörige in bestimmte Entscheidungen vorab einbeziehen
- interne Kommunikation verbessern, engere Absprachen innerhalb des Reha-Teams treffen
- eigenen Anteil an der Situation prüfen
- Äußerungen und Haltungen nicht persönlich nehmen, sondern als Lernfeld ansehen
- interne Fallsupervision im Team durchführen

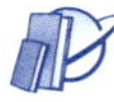

Das Herausgeberwerk von Weikert (2004a) enthält einige interessante Beiträge rund um das Thema „psychosoziale Folgen und Beratung bei Aphasie". Bei Pössl / Mai (2002) kommen Angehörige von Menschen mit Hirnschädigung zu Wort. Sprachtherapeutinnen erfahren dadurch deren Bedürfnisse aus „erster Hand".

Grenzen

Die Beratung in der Sprachtherapie kann nur dann als professionell gelten, wenn klare Ziele definiert, aber auch Grenzen gesetzt werden (Holland 2007). Gehen Themen über die Kompetenzen und das Aufgabenfeld der Sprachtherapeutin hinaus, wie z. B. bei einer Ehekrise des Paares oder bei rechtlichen Fragen zum Rentenantrag, ist es demnach geboten, auf Kollegen aus der Psychologie, Sozialpädagogik etc. zu verweisen bzw. diese einzubeziehen.

4.4 Aphasieverband und Selbsthilfe

Spätestens wenn die Betroffenen nach dem Rehabilitationsaufenthalt wieder zu Hause sind und einen häufig ernüchternden Alltag in ihrem neuen Leben mit Aphasie erfahren, ist es empfehlenswert, in der Aphasieberatung über den Aphasieverband und die Selbsthilfegruppe zu informieren.

Bundesverband Aphasie

Der deutsche Bundesverband für die Rehabilitation von Aphasikern (BRA), kurz Bundesverband Aphasie, hat sieben Vorstandsmitglieder mit und ohne Aphasie. Er verfügt über eine eigene Geschäftsstelle und fungiert als Dachverband für die einzelnen Verbände der Bundesländer. Mitglieder des Verbandes sind hauptsächlich Betroffene und ihre Angehörigen.

Sprachtherapeutinnen können ebenfalls Mitglied im Aphasieverband werden und die Informationen und Serviceleistungen nutzen. Die Kontaktadressen finden sich im Serviceteil dieses Buches (Kap. „Verbände, Zeitschriften, Fortbildungen").

Auch ein Blick in den internationalen Bereich kann hilfreich sein: Die Seite des **Londoner Aphasie-Zentrums „Connect"** bietet aktuelle Videos, Selbsterfahrungsberichte und Informationen über das Angebot des Zentrums: *www.ukconnect.org*.

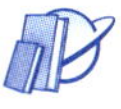

Selbsthilfe

Zur Struktur des BRA gehören Aphasie-Zentren, Beratungsstellen und Selbsthilfegruppen. Insgesamt sind ca. 220 Selbsthilfegruppen in den Verband integriert. Die Leiter der Regionalgruppen treffen sich in regelmäßigen Abständen zu gemeinsamen Schulungen.

Definition

Selbsthilfe meint nach Borgetto (2004, 14) „alle individuellen und gemeinschaftlichen Handlungsformen, die sich auf die Bewältigung (Coping) eines gesundheitlichen oder sozialen Problems durch die jeweils Betroffenen beziehen". Im Gegensatz dazu steht die Fremdhilfe durch betroffene Laien oder Fachkräfte.

Die Selbsthilfe bietet Betroffenen und ihren Angehörigen eine gute Möglichkeit, sich mit der Sprachstörung im Rahmen eines ungezwungenen Austausches auseinanderzusetzen.

Lauer (2010) gibt einen Einblick in die Entwicklung und Struktur der Aphasie-Selbsthilfe in Deutschland und im internationalen Bereich.

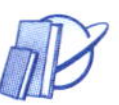

Evidenz

Richter/Lauer (2012) befragten Teilnehmer von Aphasie-Selbsthilfegruppen nach ihrem jeweiligen Eintrittszeitpunkt. Die Ergebnisse zeigten, dass die Befragten im Durchschnitt ca. ein Jahr nach dem Ereignis in die Gruppe eingetreten waren. Auf die Frage, ob sie schon früher den Kontakt zur Selbsthilfe gesucht hätten, wenn sie darüber informiert worden wären, antworteten über die Hälfte mit „nein". Daraus lässt sich schließen, dass zwar einerseits bereits in der Rehabilitationsklinik auf den Aphasieverband und die Selbsthilfe hingewiesen werden sollte. Andererseits betreuen v. a. aber die Sprachtherapeutinnen in der ambulanten Praxis die Klienten in einem Zeitraum, in dem diese den vorhandenen Selbsthilfeangeboten scheinbar offen gegenüberstehen.

Rohwedel (2008) befragte 20 Mitglieder einer Selbsthilfegruppe mit chronischer Aphasie im Raum Rostock. Die Befragung ergab, dass sich die Betroffenen signifikant mehr Lebensqualität zuschrieben als ohne der Mitgliedschaft in einer Selbsthilfegruppe. Zur Methodik ist jedoch kritisch anzumerken, dass eine nicht in der Selbsthilfe organisierte Kontrollgruppe in dieser Untersuchung fehlt.

Angebote des Verbandes

Der Aphasieverband bietet seinen Mitgliedern ein vielseitiges Angebot. Im Sinne der Öffentlichkeitsarbeit und internen Kommunikation bringt der Bundesverband die **Zeitschrift „Aphasie und Schlaganfall"** heraus, die vierteljährlich erscheint und an alle Mitglieder versandt wird.

Vom Bundesverband für Aphasie oder den einzelnen Landesverbänden werden zudem unterschiedliche **Seminare** angeboten, z. B.:

- PC-Seminar für Betroffene
- Familienseminar, speziell auch mit Kindern
- Angehörigenseminar
- Urlaubsfahrten für Betroffene
- Freizeitwoche „Sport mal anders" (ungewöhnliche sportliche Aktivitäten unter Supervision)

Die Aphasiezentren Oberfranken und Südwestsachsen e. V. haben ein interessantes kommunikationsorientiertes Projekt entwickelt: das **Tutorensystem** für Aphasie. Eine Person, die seit längerem mit Aphasie lebt, übernimmt die „Patenschaft" für eine Person, die neu von Aphasie betroffen ist. Das Duo unternimmt gemeinsam Dinge, die sich einer alleine nicht zutrauen würde, oder trifft sich, um beispielsweise Karten zu spielen. Ein solches Tutoren-System könnte auch in einem kleinen Maßstab, z. B. im Rahmen einer sprachtherapeutischen Praxis, angebahnt werden.

Die DVD zum Tutorensystem „Erfülltes Leben trotz Aphasie" kann beim Aphasiker-Zentrum Oberfranken e. V. unter *www.aphasikerzentren.de* angefordert werden.

Aphasie-Chor

Eine gute Möglichkeit, sich trotz großer sprachlicher Schwierigkeiten auszudrücken, stellt das Singen im Chor dar. Durch die intakte rechte Hirnhemisphäre können Melodien und z. T. auch ganze Texte gesungen werden. Dies ist gerade für schwer Betroffene ein tolles Erlebnis und hat ausgleichende Wirkung. Teilweise werden Aphasie-Chöre über die Verbände angeboten, z. T. werden sie privat organisiert.

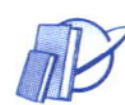

Einblicke in einen Chor mit ausschließlich aphasischen Mitgliedern vermittelt eindrücklich ein Fernsehauftritt der **AphaSingers**, der unter dem folgenden Link erreichbar ist: *www.videoportal.sf.tv/video?id=3c0438e7-c2bb-4635-a61b-dcc5d7437624*, 10.02.2013

Würzburger Aphasietage

Die Öffentlichkeitsarbeit stellt ein wichtiges Aufgabenfeld des Bundesverbandes dar. Insbesondere die **Würzburger Aphasietage** – die europaweit größte Tagung dieser Art – sind in diesem Bereich hervorzuheben. Bei der jährlich im März stattfindenden mehrtägigen Veranstaltung begegnen sich Betroffene und Angehörige, Sprachtherapeutinnen aus Klinik und Praxis sowie Wissenschaftler aus dem deutschsprachigen Raum. Organisiert wird der Kongress vom Bundesverband für Aphasie und dem Aphasie-Zentrum Unterfranken.

Zusammenfassung

Die Aphasieberatung stellt einen wichtigen Pfeiler in der kommunikationsorientierten Aphasietherapie dar. Sowohl Betroffene als auch Angehörige und Fachpersonen profitieren von einer professionellen Beratung. Gewinnbringend ist, wenn die Sprachtherapie eng mit dem Aphasieverband und der Selbsthilfe zusammenarbeitet.

Ausblick

Das oberste Ziel der Aphasietherapie besteht darin, die Betroffenen und ihre Angehörigen professionell dabei zu unterstützen, ihre Kommunikation im Alltag erfolgreich zu optimieren. Im deutschsprachigen Raum stehen aktuell jedoch nur wenige evaluierte pragmatisch-funktionale Methoden für die Diagnostik und Therapie zur Verfügung. Das vorliegende Buch liefert eine Zusammenfassung sowie Beschreibungen der bislang veröffentlichten Verfahren.

Der Forschung kommt vor diesem Hintergrund die Aufgabe zu, sich den kommunikations- und alltagsorientierten Fragen im Bereich der Aphasiologie vermehrt zu stellen, Diagnostikverfahren und Therapiemethoden (weiter) zu entwickeln und auf ihre Güte hin zu prüfen. Ferner gilt es zu klären, welche Methoden für welche Klienten besonders gut geeignet sind.

Dafür muss allerdings die finanzielle Förderung von Drittmittelgebern garantiert sein, die diese Entwicklung unterstützen. Außerdem sind Kostenträger wie die Kranken- und Rentenversicherung angehalten, pragmatisch-funktionale Angebote, z. B. Kommunikationstrainings für Angehörige, zu unterstützen.

Die in der Praxis tätigen Sprachtherapeutinnen sind darauf angewiesen, Zugriff zu (psychometrisch geprüften) Untersuchungsverfahren sowie zu Therapiemanualen zu erhalten. Im Gegenzug darf aber auch der scheinbare Aufwand nicht gescheut werden, z. T. zeitintensivere kommunikationsorientierte Verfahren zu verwenden und die Angehörigen systematisch einzubeziehen. Umso mehr sollte die Teilhabe der von Aphasie betroffenen Menschen bereits direkt in der Klinik und sprachtherapeutischen Praxis beginnen, beispielsweise durch aphasiegerechtes Informationsmaterial, Gespräche zur Zielbestimmung oder Diagnostikverfahren zur Selbsteinschätzung der Kommunikationsfähigkeit. Die Informationen, die die Sprachtherapeutin dadurch erhält, führen zu einer Erleichterung der Therapieplanung für die nächsten Einheiten und ermöglichen es, alltagsrelevante Ziele zu erreichen.

Die Herausforderung besteht zudem darin, neurolinguistische Methoden mit dem pragmatisch-funktionalen Ansatz zu einer integrativen Therapie zu verknüpfen.

Verbände, Zeitschriften, Fortbildungen

Verbände, Tagungen und Fortbildungsmöglichkeiten im Bereich Aphasie:

- Gesellschaft für Aphasieforschung und -behandlung (GAB): *www.aphasiegesellschaft.de*
- Deutscher Bundesverband der akademischen Sprachtherapeuten (dbs): *www.dbs-ev.de*
- Deutscher Bundesverband für Logopädie (dbl): *www.dbl-ev.de*
- Bundesverband klinischer Linguisten (bkl): *www.bkl-ev.de*
- Fortbildungen und Kolloquien der Entwicklungsgruppe klinische Neuropsychologie (EKN): *www.ekn.mwn.de*
- Deutsche Gesellschaft für Neurologie (DGN): *www.dgn.org/home.html* (Dort findet sich u.a. auch ein Klinik-Verzeichnis.)
- Deutsche Schlaganfallhilfe: *www.schlaganfall-hilfe.de*
- Bundesverband für die Rehabilitation der Aphasiker e.V.: *www.aphasiker.de*
- Bundesarbeitsgemeinschaft für Rehabilitation: *www.bar-frankfurt.de*
- „aphasie suisse": *www.aphasie.org* (Dort findet sich ein Klinikverzeichnis für die Schweiz.)
- Aphasie-Selbsthilfegruppen in Österreich: *www.netdoktor.at*

Deutschsprachige Zeitschriften mit Beiträgen zum Thema Aphasie:

- Aphasie und verwandte Gebiete: *www.aphasie.org/index.php?id=442* (Ansicht und Download aktueller und älterer Jahrgänge kostenlos möglich)
- Praxis Sprache; Forschung Sprache: *www.dgs-ev.de/index.php?id=52*
- Logos. Die Fachzeitschrift für akademische Sprachtherapie: *www.prolog-therapie.de/logos/index.php*
- Sprache Stimme Gehör: *www.thieme.de/fz/ssg.html*
- Forum Logopädie: *www.schulz-kirchner.de/logopaedie*
- Schweizerische Arbeitsgemeinschaft für Logopädie, SAL-Bulletin: *www.logopaedieschweiz.ch/sal/inhalt.html* (Download aus dem Archiv möglich)

Englischsprachige Zeitschriften mit Beiträgen zum Thema Aphasie:
Die Abstracts der Beiträge können kostenlos gelesen werden.

- Aphasiology: *www.tandfonline.com/toc/paph20/current*
- International Journal of Language and Communication Disorders: *http://onlinelibrary.wiley.com/doi/10.1111/jlcd.2012.47.issue-5/issuetoc*
- American Journal of Speech and Language Pathology: *http://ajslp.asha.org*
- American Journal of Speech, Language and Hearing Research: *http://jslhr.asha.org*

Englischsprachige Verbände, Institute und Webseiten zum Thema Aphasie:

- American Speech and Hearing Association: *http://www.asha.org*
- Londoner Aphasie-Zentrum „Connect“: *www.ukconnect.org*
- Aphasie-Blog: *http://aphasiacorner.com/blog*

Literatur

Abel, S. (2007): Modellgeleitete Aphasietherapie bei lexikalischen Störungen. Konnektionistische Diagnostik in der Benenntherapie. Shaker, Aachen

Aichert, I., Kiermeier, S. (2005): Neue Wege in der Aphasiediagnostik: LeMo – ein modellorientiertes Diagnostikverfahren. Forum Logopädie 19 (4), 12–19. In: *www.lemo-diagnostik.de/download/data/neuro.pdf*, 12.02.2013

Aichert, I., Staiger, A. (2010): Sprechapraxie. In: Blanken, G., Ziegler, W. (Hrsg.): Klinische Linguistik und Phonetik. Ein Lehrbuch für die Diagnose und Behandlung von erworbenen Sprach- und Sprechstörungen im Erwachsenenalter. HochschulVerlag, Mainz/Aachen, 231–256

Arnold, A., Kärnth, H., Barasch, A., Haase, I., Schillikowski, E., Pfeiffer, G. (2012): Testgüte eines Angehörigenfragebogens zu den Kommunikationsfertigkeiten nach Schlaganfall (AFKS). Aphasie und verwandte Gebiete 26 (1), 35–50

Arnold, A., Übensee, H., Barasch, A., Haase, I., Schillikowski, E., Pfeiffer, G. (2009): Angehörigenfragenbogen zum Kommunikationsverhalten von Schlaganfallpatienten (FKL). In: *www.aphasie.org/upload/aphasie/files/Fragebogen_5_ Angehoerige.pdf*, 07.03.2013

Austin, J. (1962): How To Do Things with Words. Harvard Univ. Press, Cambridge

Balazs, V. (2009): Entwicklung und Erprobung von Aufgabengruppen für ein Interview zur Diagnostik der pragmatisch-funktionellen Dimensionen von aphasischen Kommunikationsstörungen unter Berücksichtigung des Vergleichs von Einschätzungsfragebögen von Angehörigen und den Ergebnissen aus dem Interview. Unveröffentlichte Bachelor-Arbeit an der Ludwig-Maximilians-Universität, München

Balazs, V., Wiesenberger, A., Glindemann, R. (2010): Interview zur pragmatisch-funktionellen Diagnostik bei schwerer Aphasie (PFD). Die Sprachheilarbeit 55 (5), 232–240

Bartels, H. (2009): Aphasien. In: Siegmüller, J., Bartels, H. (Hrsg.): Leitfaden. Sprache Sprechen Stimme Schlucken. 2. Aufl. Urban & Fischer, München, 220–235

Bastiaanse, R., Bung, F., Perk, Y. (2004): Action. NAT, Hofheim

Bauer, A., Auer, P. (2012): Gesten im Gespräch. Aphasie und verwandte Gebiete 32 (2), 5–37. In: *www.aphasie.org/upload/aphasie/files/Artikel_Gesten_im_Gespraech_05-37.pdf*, 07.03.2013

Bauer, A., Auer, P. (2010): Gesprächsanalyse – ein Instrument für Aphasieforschung und -therapie. Sprache Stimme Gehör 34 (2), 92–99

Bauer, A., Auer, P. (2009): Aphasie im Alltag. Thieme, Stuttgart

Bauer, A., Berning-Hiel, F., Eith, U., Hanke, R., Hipp, S., Kaiser, G., Mache, U., Schumacher, A. (1991): PACE – die ideale Methode für eine kommunikationsorientierte Aphasietherapie? Neurolinguistik 5 (2), 135–138

Bauer, A., de Langen-Müller, U., Glindemann, R., Schlenck, C., Schlenck, K.-J., Huber, W. (2001): Qualitätskriterien und Standards für die Therapie von Patienten mit erworbenen neurogenen Störungen der Sprache (Aphasie) und des Sprechens (Dysarthrie): Leitlinien 2001. Sprache Stimme Gehör 25 (4), 148–161

Beushausen, U., Grötzbach, H. (2011): Evidenzbasierte Sprachtherapie. Elsevier, München

Bhogal, S. K., Teasell, R., Speechley, M. (2003): Intensity of Aphasia Therapy, Impact on Recovery. Stroke 34 (4), 987–993

Bilda, K., Matzner, K., Jochims, H., Breitenstein, C., Bildat, L., Müller-Dohm, B. (2008): Videogestütztes Konversationstraining in der Aphasietherapie – eine Therapiestudie. Forum Logopädie 22 (5), 22–27

Biniek, R. (1993): Akute Aphasien. Thieme, Stuttgart

Blanken, G. (1999): Auditives Sprachverständnis: Wortformen. NAT, Hofheim

Blanken, G. (1996): Auditives Sprachverständnis: Wortbedeutungen. NAT, Hofheim

Blanken, G., Döppler, R., Schlenck, K. J. (1999): Wortproduktionsprüfung. NAT, Hofheim

Blomert, L. (1993): Afasie Partner Vragenlijst (APV). Endreport. Project Dutch Aphasia Foundation, Amsterdam

Blomert, L., Buslach, D. (1994): Funktionelle Aphasiediagnostik mit dem Amsterdam-Nijmegen Everyday Language Test (ANELT). Forum Logopädie 8 (2), 3–6

Blomert, L., Koster, Ch., Kean, M.-L. (1995): ANTAT. Amsterdam-Nijmegen Test voor Alledaagse Taalvaardigheden. Swets Test Services, Lisse

Bongartz (1998a): Fragebogen zu den Auswirkungen der Sprachstörungen auf die Alltagskommunikation (Deutsche Fassung). In: *www.aphasie.org/upload/aphasie/files/Fragebogen_10_FASA_Bongartz.pdf*, 07.03.2013

Bongartz, R. (1998b): Kommunikationstherapie mit Aphasikern und Angehörigen. Grundlagen – Methoden – Materialien. Thieme, Stuttgart

Borgetto, B. (2004): Selbsthilfe und Gesundheit. Analysen, Forschungsergebnisse und Perspektiven. Huber, Bern

Borod, J. C., Bloom, R. L., Brickman, A. M., Nakhutina, L., Curko, E. A. (2002): Emotional Processing Deficits in Individuals with Unilateral Brain Damage. Applied Neuropsychology 9 (1), 23–36

Brady, M. C., Kelly, H., Godwin, J., Enderby, P. (2012): Speech and Language Therapy for Aphasia Following Stroke. Cochrane Library 7. DOI: *10.1002/14651858.CD000425.pub3*

Brunner, C., Hirzel, S. (2009): Dialogdiagnostik für aphasische Menschen und ihre primären Bezugspersonen (Diadia). In: *www.hfh.ch/adressen_detail-n79-i201-sD.html*, 13.02.2013

Bülau, P., Okreu, S., Doerr, U., Geißler, M., Küst, J., Tesak, J. (2007): Angehörigenschulung als Schlüssel zur Verbesserung aphasischer Kommunikation: eine Pilotstudie. In: Tesak, J. (Hrsg.): Arbeiten zur Aphasie. Schulz-Kirchner, Idstein, 125–132

Büttner, C., Quindel, R. (2005): Gesprächsführung und Beratung. Sicherheit und Kompetenz im Therapiegespräch. Springer, Heidelberg

Burchert, F., Lorenz, A., Schröder, A., de Bleser, R., Stadie, N. (2011): Sätze verstehen. Neurolinguistische Materialien für die Untersuchung von syntaktischen Störungen beim Satzverständnis. NAT, Hofheim

Byng, S., Nickels, L., Black, M. (1994): Replicating Therapy for Mapping Deficits in Agrammatism: Remapping the Deficit? Aphasiology 8 (4), 315–334

Claros-Salinas, D. (1993): Texte verstehen. EKN-Materialien für die Rehabilitation. Band 3. Borgmann, Dortmund

Claros-Salinas, D., Willmes, K. (2000): Störungen der Zahlenverarbeitung. In: Sturm, W., Herrmann, M., Wallesch, C. W. (Hrsg.): Lehrbuch der klinischen Neuropsychologie. Swets & Zeitlinger, Lisse, 521–536

Coopmans, J. (2007): Alltagsrelevante Aphasietherapie. Forum Logopädie 21 (1), 6–13
Corsten, S., Hardering, F., Bröckel, M. (2011): Der biografisch-narrative Ansatz in der Intervention bei Aphasie – Ein innovatives Konzept für die logopädische (Gruppen-)Arbeit. Forum Logopädie 25 (6), 6–11

Daumueller, M., Goldenberg, G. (2010): Therapy to Improve Gestural Expression in Aphasia: a Controlled Clinical Trial. Clinical Rehabilitation 24 (1), 55–65
Davis, G. A. (2005): PACE revisited. Aphasiology 19 (1), 21–38
Davis, G. A., Wilcox, M. J. (1985): Adult Aphasia Rehabilitation: Applied Pragmatics. College-Hill Press, San Diego
Dahrendorf, R. (2010): Homo sociologicus. Ein Versuch zur Geschichte, Bedeutung und Kritik der Kategorie der sozialen Rolle. VS, Köln
De Bleser, R., Cholewa, J., Stadie, N., Tabatabaie, S. (2004): LEMO, Lexikon modellorientiert. Einzelfalldiagnostik bei Aphasie, Dyslexie und Dysgraphie. Elsevier, München
Deutsche Gesellschaft für Neurologie (2012): Diagnostik und Therapie in der Neurologie. Leitlinien zur Rehabilitation aphasischer Störungen nach Schlaganfall. Thieme, Stuttgart. In: *www.dgn.org/images/stories/dgn/leitlinien/LL_2012/pdf/ll_92_2012_rehabilitation_aphasischer_strungen_nach_schlaganfall.pdf*, 26.07.2013
DIMDI, Deutsches Institut für medizinische Dokumentation und Information (2005): ICF Internationale Klassifikation der Funktionsfähigkeit, Behinderung und Gesundheit. Köln, DIMDI. In: *www.dimdi.de/dynamic/de/klassi/downloadcenter/icf/endfassung/icf_endfassung-2005-10-01.pdf*, 12.02.2013
Doyle, P., Goldstein, H., Bourgeois, M., Nakles, K. (1989): Facilitating Generalized Requesting Behavior in Broca's Aphasia: an Experimental Analysis of a Generalization Training Procedure. Journal of Applied Behavior Analysis 22 (2), 157–170

Eckold, M., Helmenstein, T. (2007): Die Bad Schwalbacher Schriftprobe: Validität und Reliabilität. European Journal of Geriatrics 9 (3), 125–129
Ellis, A., Young, A. (1991): Einführung in die kognitive Neuropsychologie. Huber, Bern/Stuttgart/Toronto
Engell, B., Hütter, B.-O., Willmes, K., Huber, W. (2003): Quality of Life in Aphasia: Validation of a Pictorial Self-Rating Procedure. Aphasiology 17 (4), 383–396

Fawcus, M., Kerr, J., Whitehead, S., Williams, R. (1996): Sprachverständnis. Gustav Fischer, Stuttgart/Jena/New York
Fawcus, M., Robinson, M., Williams, J., Williams, R. (1992): Die Behandlung von Aphasikern. Gustav Fischer, Stuttgart/Jena/New York
Foygel, D., Dell, G. S. (2000): Models of Impaired Lexical Access in Speech Production. Journal of Memory and Language 43 (2), 182–216
Frattali, C., Thompson, C., Holland, A., Wohl, C., Ferketic, M. (1995): American Speech-Language-Hearing Association Functional Assessment of Communication Skills for Adults. ASHA, Rockville
Fries, W., Lössl, H., Wagenhäuser, S. (2007): Teilhaben! Neue Konzepte der Neuro-Rehabilitation – für eine erfolgreiche Rückkehr in den Alltag und Beruf. Thieme, Stuttgart
Frommelt, P., Grötzbach, H. (2008): Das Narrative in der Neurorehabilitation. Neurologie & Rehabilitation 14 (1), 3–11

Garrett, M.F. (1988): Processes in Language Production. In: Newmeyer, F.J. (eds): Linguistics. The Cambridge Survey. Vol. 3: Psychological and Biological Aspects. CUP, Cambridge, 69–96

Genal, B., de Langen-Müller, U. (2004): Beratung von Global-Aphasikern und ihren Angehörigen: Grenzen und Alternativen. In: Weikert, K. (Hrsg.), 123–151

Gerber, S., Gurland, G.B. (1989): Applied Pragmatics in the Assessment of Aphasia. Seminars in Speech and Language 10 (4), 263–281

Glindemann, R. (2001): Therapie der Aphasien und der nicht-aphasischen zentralen Kommunikationsstörungen. In: Böhme, G. (Hrsg.): Sprach-, Sprech-, Stimm- und Schluckstörungen. Band 2: Therapie. 3. Aufl. Urban & Fischer, München, 332–361

Glindemann, R., Klintwort, D., Ziegler, W., Goldenberg, G. (2002a): BOSU – Bogenhausener Semantik Untersuchung. Urban & Fischer, München

Glindemann, R., Krug, B. (2012): Individualisierte Kommunikationsbücher für die Sprachtherapie. Die Sprachheilarbeit 57 (1), 12–23

Glindemann, R., Springer, L. (1989): PACE-Therapie und sprachsystematische Übungen – ein integrativer Vorschlag zur Aphasietherapie. Sprache Stimme Gehör 13 (4), 188–192

Glindemann, R., Ziegler, W., Kilian, B. (2002b): Der Alltag als Richtschnur für Diagnostik und Therapie. In: Goldenberg, G., Pössl, J., Ziegler, W. (Hrsg.): Neuropsychologie im Alltag. Thieme, Stuttgart, 78–98

Götze, R. (1999): Ziele. In: Götze, R., Höfer, B. (Hrsg.), 29–33

Götze, R., Höfer, B. (Hrsg.) (1999): AOT - Alltagsorientierte Therapie bei Patienten mit erworbener Hirnschädigung. Thieme, Stuttgart

Götze, R., Pössl, J., Ziegler, W. (2005): Überprüfung der Wirksamkeit der Alltagsorientierten Therapie (AOT) bei Patienten mit erworbener Hirnschädigung. Neurologie & Rehabilitation 11 (1), 13–20

Goldenberg, G. (2007): Neuropsychologie. Grundlagen, Klinik, Rehabilitation. Urban & Fischer, München

Goldenberg, G. (2003): Pantomime des Objektgebrauchs und Aphasie. LOGOS Interdisziplinär 11 (2), 90–99

Goldenberg, G., Hartmann, K., Schlott, I. (2003): Defective Pantomime of Object Use in Left Brain Damage: Apraxia or Asymbolia? Neuropsychologia 41 (12), 1565–1573

Goodglass, H., Kaplan, E. (1983): The Assessment of Aphasia and Related Disorders. Lea & Febiger, Philadelphia

Gosch-Callsen, S. (1996): Gruppentherapie mit Aphasikern: Probleme und Lösungsmöglichkeiten. In: Simons, B. (Hrsg.), 35–59

Gröne, B., Engl, E.-M., Kotten, A. Ohlendorf, J., Poser, E. (2000): Bildmaterial zum Sprachverständnis. Übungen zu Phonologie, Semantik und Syntax. EKN Materialien für die Rehabilitation. Band 11. Borgmann, Dortmund

Grönke, C., Mebus, M. (2011): Aphasie Partizipations Training (APT). ICF-basierte Übungen für pragmatisch-kommunikative Alltagsfertigkeiten. Schulz-Kirchner, Idstein

Grötzbach, H. (2004): Zielsetzung in der Aphasietherapie. Forum Logopädie 18 (5), 12–16

Grohnfeldt, M. (Hrsg.) (2007): Lexikon der Sprachtherapie. Stuttgart, Kohlhammer

Grohnfeldt, M. (1996): Die Bedeutung der Lebenslaufforschung in der Sprachheilpädagogik. In: Grohnfeldt, M. (Hrsg.): Lebenslaufstudien und Sprachheilpädagogik. modernes lernen, Dortmund, 11–34

Hartje, W., Poeck, K. (Hrsg.) (2002): Klinische Neuropsychologie. 5. Aufl. Thieme, Stuttgart

Hartje, W., Willmes, K., Pach, R., Hannen, P., Weber, E. (1991): Driving Ability of Aphasic and Non-Aphasic Brain-Damaged Patients. Neuropsychological Rehabilitation 1 (3), 161–174

Heinemann, P. (1976): Grundriß einer Pädagogik der nonverbalen Kommunikation. Henn, Kastellaun

Helm, N. A. (1979): Melodische Intonationstherapie. In: Peuser, G. (Hrsg.): Studien zur Sprachtherapie. Fink, München, 428–441

Henne, H., Rehbock, H. (2001): Einführung in die Gesprächsanalyse. de Gruyter, Berlin

Herrmann, M., Koch, U., Johannsen-Horbach, H., Wallesch, C.-W. (1989): Communicative Skills in Chronic and Severe Nonfluent Aphasia. Brain and Language 37 (2), 339–352

Hielscher-Fastabend, M., Jaecks, P. (2010): Textverstehen und Textproduktion in der Klinischen Linguistik. In: Blanken, G., Ziegler, W. (Hrsg.): Klinische Linguistik und Phonetik. Ein Lehrbuch für die Diagnose und Behandlung von erworbenen Sprach- und Sprechstörungen im Erwachsenenalter. HochschulVerlag, Mainz/Aachen, 329–352

Hilari, K., Owen, S., Farrelly, S. (2007): Proxy and Self-Report Agreement on the Stroke and Aphasia Quality of Life Scale-39. Journal of Neurology, Neurosurgery and Psychiatry 78 (10), 1072–1075

Hilari, K., Wiggins, R., Roy, P., Byng, S., Smith, S. (2003): Predictors of Health-Related Quality of Life (HRQL) in People with Chronic Aphasia. Aphasiology 17 (4), 365–381

Hinckley, J., Patterson, J., Carr, T. (2001): Differential Effects of Context- and Skill-Based Treatment Approaches: Preliminary Findings. Aphasiology 15 (5), 463–476

Hogrefe, K., Goldenberg, G. (2010): Aphasie und Gestik. In: Blanken, G., Ziegler, W. (Hrsg.): Klinische Linguistik und Phonetik. Ein Lehrbuch für die Diagnose und Behandlung von erworbenen Sprach- und Sprechstörungen im Erwachsenenalter. HochschulVerlag, Mainz/Aachen, 411–433

Holdenried, A. (2004): „Dododo", sagte Papa. Eine Mutmachgeschichte für Angehörige von Menschen mit Sprachverlust. Schulz-Kirchner, Idstein

Holland, A. L. (2007): Counseling in Communication Disorders. A Wellness Perspective. Plural Publishing, San Diego/Oxford/Brisbane

Holland, A. L. (1991): Pragmatic Aspects of Intervention in Aphasia. Journal of Neurolinguistics 6 (2), 197–211

Holland, A. L., Halper, A. S., Cherney, L. R. (2010): Tell Me Your Story: Analysis of Script Topics Selected by Persons With Aphasia. American Journal of Speech-Language Pathology 19 (3), 198–203

Hönig, G., Steiner, J. (2002): BREAK – Belastungen und Ressourcen im (Gesprächs-) Erleben von Angehörigen schwer kommunikativ beeinträchtigter Menschen. In: Steiner, J. (Hrsg.): Von Aphasie mitbetroffen. Zum Erleben von Angehörigen aphasiebetroffener Menschen. Steiner, Leverkusen, 13–38

Hooge, W., Pfleiderer, H., Springer, L. (2007): Mapping-Therapie und PC-gestütztes Training von Objekt-Verb-Phrasen – eine komparative Studie. Forum Logopädie 21 (6), 22–31

Hopper, T., Holland, A. (1998): Situation-Specific Training for Adults with Aphasia: an Example. Aphasiology 12 (10), 933–944

Huber, W., Poeck, K., Springer, L. (2006): Klinik und Rehabilitation der Aphasie. Thieme, Stuttgart

Huber, W., Poeck, K., Weniger, D. (2002): Aphasie. In: Hartje, W., Poeck, K. (Hrsg.), 93–173

Huber, W., Poeck, K., Weniger, D., Willmes, K. (1983): Aachener Aphasie Test. Hogrefe, Göttingen

Hüttemann, J. (1998): Störungen der Zahlenverarbeitung. NAT, Hofheim

Hundertpfund, S. (2004): Rezepte in Bildern. 2. Aufl. Storch, Stockach

Huth, D. (2003): Zum Umgang mit schwierigen Patientinnen und Angehörigen. LOGOS interdisziplinär 11 (1), 48–51

Jakob, H. (2012): Evaluation eines Diagnostikverfahrens zur Untersuchung verbaler und nonverbaler Kommunikationsfähigkeiten bei Aphasie – der Szenariotest. Unveröffentlichte Masterarbeit an der Ludwig-Maximilians-Universität, München

Jakobs, N., Kleine-Katthöfer, M. (2011): CIAT-COLLOC: Einzel- vs. Gruppentherapie bei Aphasie. In: *www.ukaachen.de/go/show?ID=25409140&DV=0&COMP=download&NAVID=5542916&NAVDV=0, 25.02.2013*

de Jong-Hagelstein, M., van de Sandt-Koenderman, M. W. E., Prins, N. D., Dippel, D. W. J., Koudstaal, P. J., Visch-Brink, E. G. (2012): De effectiviteit van vroeg ingezette cognitief-linguïstische en communicatieve therapie voor afasie na een beroerte: een gerandomiseerde gecontroleerde trial (RATS-2). Stem-, Spraak- en Taalpathologie 17 (3), 1–16. In: *http://rjh.ub.rug.nl/sstp/article/view/2121*, 12.02.2013

Kagan, A. (1998): Supported Conversation for Adults with Aphasia: Methods and Resources for Training Conversation Partners. Aphasiology 12 (9), 816–830

Kalbe, E., Reinhold, N., Ender, U., Kessler, J. (2002): Die Aphasie-Check-Liste (ACL). Prolog, Köln

Katz-Bernstein, N. (2007): Beratung. In: Grohnfeldt, M. (Hrsg.), 48–50

Keller, J., Maser, J. (2004): Aiblinger Akalkulie-Prüfung (ASS). NAT, Hofheim

Kieresuk, T. J., Sherman, R. E. (1968): Goal Attainment Scaling: A General Method for Evaluating Comprehensive Community Mental Health Programs. Community Mental Health Journal 4 (6), 443–453

Klingelhöfer, J., Bertele, A. (2009): Klinikleitfaden Neurologie. 4. Aufl. Urban & Fischer, München

Kotten, A. (1997): Lexikalische Störungen bei Aphasie. Thieme, Stuttgart

Kroker, C. (1999): Aphasie-Schnell-Test (AST). Steiner, Leverkusen

Krüger, S., Breuning, V., Werner, R. (2009): Die CIAT im klinischen Alltag - Ergebnisse und Erfahrungen. Forum Logopädie 23 (6), 20–25

Krüger, S., Tönsing, R. (2012): Constraint Induced Aphasia Therapy. Unveröffentlichte Skriptunterlagen zum Workshop an den 15. Würzburger Aphasietagen, 22.–24.3.2012, Würzburg

Labourel, D., Martin, M. (1993): The Person with Aphasia and the Family. In: Lafond, D. Joanette, Y., Ponzio, J., Degiovani, R., Taylor Sarno, M. (Hrsg.): Living with Aphasia. Psychosocial issues. Singular Publishing Group, San Diego, 151–172

Lange, Y., Radermacher, I., Springer, L. (2008): Das internetbasierte Aphasietherapiesystem Fleppo: Eine methodenvergleichende Therapiestudie. Forum Logopädie 22 (1), 18–32

de Langen, E. G. (2010): Pragmatisch-funktionale Methoden der Aphasiediagnostik. In: Blanken, G., Ziegler, W. (Hrsg.): Klinische Linguistik und Phonetik. Ein Lehrbuch für die Diagnose und Behandlung von erworbenen Sprach- und Sprechstörungen im Erwachsenenalter. HochschulVerlag, Mainz/Aachen, 77–99

de Langen, E. G. (2004): Partner Kommunikation Fragebogen (PKF). Beurteilung der verbalen Kommunikationsfähigkeit von Patienten mit Sprachstörungen durch den Partner. In: *www.aphasie.org/upload/aphasie/files/Fragebogen_4.pdf*, 07.03.2013

Lauer, N. (2011): Alltagsorientierter Umgang mit Zahlen. Eine Übungssammlung für Menschen mit neurologisch bedingten Problemen bei Zahlenverarbeitung und Rechnen. Köln, ProLog

Lauer, N. (2010): Aphasie-Selbsthilfe. Konzepte, Strukturen und Empirie. Schulz-Kirchner, Idstein

Lauer, N., Birner-Janusch, B. (2007): Sprechapraxie im Kindes- und Erwachsenenalter. Thieme, Stuttgart

Lazarus, R. S. (1995): Stress und Stressbewältigung – Ein Paradigma. In: Filipp, S-H. (Hrsg.): Kritische Lebensereignisse. 3. Aufl. Beltz, Weinheim, 198–232

Le Dorze, G., Brassard, C. (1995): A Description of the Consequences of Aphasia on Aphasic Persons and Their Relatives and Friends, Based on the WHO Model of Chronic Diseases. Aphasiology 9 (3), 239–255

Levelt, W. J. M. (1993): The Architecture of Normal Spoken Language Use. In: Blanken, G., Dittmann, J., Grimm, H., Marshall, J. C., Wallesch, C-W. (Hrsg.): Linguistic Disorders and Pathologies. An International Handbook. de Gruyter, Berlin/New York, 1–16

Levinson, S. C. (2000): Pragmatik. Niemeyer, Tübingen

Lezak, M. D. (1986): Psychological Implications of Traumatic Brain Damage for the Patient´s Family. Rehabilitation Psychology 31 (4), 241–250

Linebarger, M. C., Schwartz, M. F., Saffran, E. M. (1983): Sensitivity to Grammatical Structure in So-Called Agrammatic Aphasics. Cognition 13 (3), 361–392

Lomas, J., Pickard, L., Bester, S., Elbard, H., Finlayson, A., Zoghaib, C. (1989): The Communicative Effectiveness Index: Development and Psychometric Evaluation of a Functional Communication Measure for Adult Aphasia. Journal of Speech and Hearing Disorders 54 (1), 113–124

Lutz, L. (2010): Das Schweigen verstehen. 4. Aufl. Springer, Berlin/Heidelberg

Lutz, L. (1997): MODAK – Modalitätenaktivierung in der Aphasietherapie. Ein Therapieprogramm. Springer, Berlin

Lyon, J. G. (1995): Communicative Drawing: an Augmentative Mode of Interaction. Aphasiology 9 (1), 33–50

Masoud, V. (2009): Gruppentherapie bei neurologischen Sprachstörungen. Thieme, Stuttgart

Mc Carthy, R. A., Warrington, E. K. (1990): Cognitive Neuropsychology. Academic Press, San Diego

Meinzer, M. (2004): Neuropsychologische und neurophysiologische Aspekte intensiver Sprachtherapie bei chronischer Aphasie. Dissertation an der Universität Konstanz. In: *http://nbn-resolving.de/urn:nbn:de:bsz:352-opus-13027*, 12.02.2013

Morgan, A. L. R., Helm-Estabrooks, N. (1987): Back to the Drawing Board: A Treatment Programm for Nonverbal Aphasic Patients. In: Brookshire, R. H. (ed.): Clinical Aphasiology 17. BRK, Minneapolis, 64–72

Moriz, M., Geißler, M., Grewe, T. (2009): ICF in der stationären Aphasietherapie. In: Grötzbach, H., Iven, C. (Hrsg.): ICF in der Sprachtherapie: Umsetzung und Anwendung in der logopädischen Praxis. Schulz-Kirchner, Idstein, 39–60

Müller, U. (1992): Graphische Symbolsysteme in der Aphasietherapie. Peter Lang, Frankfurt/M.

Neininger, B. (2002): Sprachverarbeitung außerhalb der klassischen Sprachzentren. Dissertation, Fachbereich Psychologie, Universität Konstanz. In: *http://nbn-resolving.de/urn:nbn:de:bsz:352-opus-8799*, 12.02.2013

Neubert, C., Rueffer, N., Zeh-Hau, M. (1999): Kontext: Fachwerk oder Mainhatten? NAT, Hofheim

Nobis-Bosch, R., Rubi-Fessen, I., Biniek, R., Springer, L. (2012): Diagnostik und Therapie der akuten Aphasie. Thieme, Stuttgart

Nobis-Bosch, R., Springer, L., Radermacher, I., Huber, W. (2010): Supervidiertes Heimtraining bei Aphasie: Sprachlernen im Dialog. Eine randomisierte parallele Gruppenstudie. Forum Logopädie 24 (5), 6–13

Orgass, B. (1982): Token Test (TT). Beltz, Weinheim

Petzold, G. H. (2005): „Beratung" als Disziplin und Praxeologie zum Umgang mit subjektiven Theorien und ihren kollektiven Hintergründen in der modernen Wissensgesellschaft. Beratung Aktuell 6 (1), 4–21

Pickering, M. J., Garrod, S. C. (2004): Towards a Mechanistic Psychology of Dialogue. Behavioral and Brain Sciences 27 (2), 169–190

Pospeschill, M. (2010): Testtheorie, Testkonstruktion, Testevaluation. Ernst Reinhardt, München

Pössl, J., Kühne, W. (2010): Angehörige in der Rehabilitation: Beratung – Unterstützung – Perspektiven. In: Frommelt, P., Lösslein, H. (Hrsg.): Neuro-Rehabilitation. Ein Praxisbuch für interdisziplinäre Teams. Springer, Heidelberg, 442–457

Pössl, J., Mai, N. (2002): Rehabilitation im Alltag. Gespräche mit Angehörigen hirngeschädigter Patienten. Borgmann, Dortmund

Press, H. J. (2011): Der kleine Herr Jakob – ganz groß. 180 Bildergeschichten. Beltz & Gelberg, Weinheim

Prutting, C., Kirchner, M. (1987): A Clinical Appraisal of the Pragmatic Aspects of Language. Journal of Speech and Hearing Disorders 52 (2), 105–129

Pulvermüller, F. (1990): Aphasische Kommunikation. Grundfragen ihrer Analyse und Therapie. Narr, Tübingen

Pulvermüller, F., Neininger, B., Elbert, T., Mohr, B., Rockstroh, B., Koebbel, P., Taub, E. (2001): Constraint-Induced Therapy of Chronic Aphasia After Stroke. Stroke 32 (7), 1621–1626

Pusswald, G., Hütter, B.-O., Mildner, Ch. (2002): Lebensqualitätserhebung bei Aphasikern mit dem Aachener Lebensqualitätsinventar (ALQI). Forum Logopädie 16 (6), 12–15

Pustlauk, Th., Weng, I. (2008): Alltagssituationen in Bildern. Storch, Stockach

Radermacher, I. (2009): Computergestützte Aphasietherapie – Überblick. PC-Programme für die Zusatz-Therapie, das Eigentraining zu Hause oder in der Selbsthilfegruppe. In: *www.ukaachen.de/go/show?ID=12869383&DV=0&COMP=download &NAVID=5501509&NAVDV=0*, 12.02.2013

Richter, B., Lauer, N. (2012): Gemeinsam das Schweigen überwinden. Ziele von Menschen mit Aphasie in Selbsthilfegruppen. Unveröffentlichter Vortrag an den 15. Würzburger Aphasietagen, 22.–24.3.2012, Würzburg

Richter, K., Wittler, M., Hielscher-Fastabend, M. (2006): Bielefelder Aphasie Screening. NAT, Hofheim

Rickheit, G., Weiss, S., Eikmeyer, H.-J. (2010): Kognitive Linguistik. Theorien, Modelle, Methoden. Francke, Tübingen/Basel

Riedel, B. (2001): Texte für die neurologische Rehabilitation. NAT, Hofheim

Rohwedel, A. (2008): Beitrag der Selbsthilfegruppe zur Verbesserung der Lebensqualität aphasischer Personen. Untersuchung für den Raum Rostock. Vortrag auf der dbl-Tagung, Aachen. In: *www.dbl-ev.de/index.php?id=1370*, 20.11.2012. (Unter „dbl-Kongress Aachen 2008“ ist die Zusammenfassung des Vortrags einsehbar.)

Rose, M. L. (2006): The Utility of Arm and Hand Gestures in the Treatment of Aphasia. Advances in Speech-Language Pathology 8 (2), 92–109

Rose, M. L., Douglas, J. (2001): The Differential Facilitatory Effects of Gesture and Visualisation Processes on Object Naming in Aphasia. Aphasiology 15 (10–11), 977–990

Rosenthal, G. (2002): Biographisch-narrative Gesprächsführung: Zu den Bedingungen heilsamen Erzählens im Forschungs- und Beratungskontext. Psychotherapie und Sozialwissenschaft 4 (3), 204–227

Roth, V. M. (1989): PAKT und STACH. In: Roth, V. M. (Hrsg.): Kommunikation trotz gestörter Sprache. Aphasie – Demenz – Schizophrenie. Narr, Tübingen, 101–118

Ruiter, M. B., Kolk, H. H. J., Rietveld, T. C. M., Dijkstra, N., Lotgering, E. (2011): Towards a Quantitative Measure of Verbal Effectiveness and Efficiency in the Amsterdam-Nijmegen Everyday Language Test (ANELT). Aphasiology 25 (8), 961–975

Rupp, E. (2012): Sprache und Gehirn. In: Braun, O., Lüdtke, U. (Hrsg.): Sprache und Kommunikation. Kohlhammer, Stuttgart, 230–245

Salter, K., Teasell, R., Bhogal, S., Zettler, L., Foley, N. (2010): EBRSR: Evidence-Based Review of Stroke Rehabilitation. Aphasia. In: *www.ebrsr.com/uploads/Aphasia-SREBR-SREBR-15_1.pdf*, 12.02.2013

Shadden, B. B., Hagstrom, F. (2007): The Role of Narrative in the Life Participation Approach to Aphasia. Topics in Language Disorders 27 (4), 324–338

Schaller, R. (2001): Das große Rollenspiel-Buch. Grundtechniken, Anwendungsformen, Praxisbeispiele. Beltz, Weinheim/Basel

Schimpf, E., Corsten, S., Hardering, F., Keilmann, A. (2011): Biographisch-narrative Gesprächsführung bei Aphasie – Auswirkungen auf Kommunikation und Teilhabe. Poster bei der 27. Wissenschaftlichen Jahrestagung der Deutschen Gesellschaft für Phoniatrie und Pädaudiologie (DGPP), September 2011, Zürich. In: *http://narraktiv.de/ver%C3%B6ffentlichungen/vortr%C3%A4ge-und-poster*, 25.02.2013

Schlenck, C., Schlenck K.-J. (1994): Beratung und Betreuung von Angehörigen aphasischer Patienten. LOGOS interdisziplinär 2 (2), 90–97. In: *www.aphasie.org/upload/aphasie/files/Fragebogen_2.pdf*, 07.03.2013

Schlenck, K.-J., Schlenck, C., Springer, L. (1995): Die Behandlung des schweren Agrammatismus – Die Reduzierte Syntaxtherapie (REST). Thieme, Stuttgart

Schneckenburger, K. (2004): Vergessene Angehörige. Die Kinder von Aphasikern. In: Weikert, K. (Hrsg.), 74–95

Schneider, B. (1998): Diagnostikmethoden zur Erfassung kommunikativer Fähigkeiten: ANELT und ACSI. LOGOS Interdisziplinär 6 (2), 90–97

Schneider, B., Wehmeyer, M., Grötzbach, H. (2012): Aphasie: Wege aus dem Sprachdschungel. 5. Aufl. Springer, Berlin/Heidelberg

Schubert, K. (2005): Evaluation eines verhaltensorientierten Therapieprogramms zur Behandlung aphasischer Störungen. Dissertation: Universität Jena. In: *www.db-thueringen.de/servlets/DocumentServlet?id=2617*, 13.02.2013

Schuell, H., Jenkins, J., Jimenez Pabon, E. (1964): Aphasia in Adults. Diagnosis, Prognosis and Treatment. Harper and Row, New York

Schütz, S. (2012): Angehörigenbefragung in der Aphasiediagnostik. Grundlagen, Methoden, exemplarische Evaluation des Partner-Kommunikations-Fragebogens (PKF). Tectum, Marburg

Schütz, S. (2010): Angehörigenfragebögen für die Aphasiediagnostik – Ein Vergleich. Aphasie und verwandte Gebiete 26 (2), 21–44. In: *http://aphasie.org/upload/aphasie/files/Bulletin_2_10.pdf*, 07.03.2013

Schütz, S., de Langen, E. G. (2010): Der Partner-Kommunikations-Fragebogen (PKF). Ein pragmatisch-funktionales Messverfahren in der Aphasiediagnostik. Die Sprachheilarbeit 55 (6), 282–290

Searle, J. R. (1971): Sprechakte. Ein sprachphilosophischer Essay. Suhrkamp, Frankfurt/M.

Seel, N. M. (2003): Psychologie des Lernens. 2. Aufl. Ernst Reinhardt, München

Seewald, B., Rupp, E., Schupp, W. (2004): Computergestützte Aphasiebehandlung: Das Konzept der EvoCare-Therapie. Forum Logopädie 18 (2), 24–29

Seligman, M. (2002): Authentic Happiness. Free Press, New York

Selting, M., Auer, P., Barden, B., Bergmann, J., Couper-Kuhlen, E., Günther, S., Meier, Ch., Quasthoff, U., Schlobinski, P., Uhmann, S. (1998): Gesprächsanalytisches Transkriptionssystem (GAT). Linguistische Berichte 173, 91–122

Silvast, M. (1991): Aphasia Therapy Dialogues. Aphasiology 5 (4&5), 383–390

Simmons-Mackie, N. (2000): Social Approaches to the Management of Aphasia. In: Worrall, L., Frattali, C. (Hrsg.): Neurogenic Communication Disorders. A Functional Approach. Thieme, New York, 162–187

Simon, F., Rech-Simon, Ch. (1999): Zirkuläres Fragen – Systemische Therapie in Fallbeispielen. Ein Lehrbuch. Carl Auer, Heidelberg

Simons, B. (Hrsg.) (1996): Gruppentherapie mit Aphasie. Probleme und Lösungen. Peter Lang, Frankfurt/M.

Sobiecka-Koszel, G. (1991): Communication Strategies: the Therapist as the Dominant Partner. Aphasiology 5 (2), 197–199

Springer, L. (2007): Aphasie. In: Grohnfeldt, M. (Hrsg.), 20–26

Springer, L. (2006): Chancen neuer Kommunikationsmedien für Aphasiker – Eine Studie zur Partizipation von Aphasikern im SOCRATES-CHAT. Sprache Stimme Gehör 30 (3), 111–118

Springer, L. (1991): Kann und soll sprachsystematisches Üben in der PACE-Therapie stattfinden? Neurolinguistik 5 (2), 118–130

Springer, L., Glindemann, R., Huber, W., Willmes, K. (1991): How Efficious is PACE-Therapy when 'Language Systematic Training' is Incorporated? Aphasiology 5 (4&5), 391–399

Springer, L., Wedlin, H. (2005): PACE-Protokoll. Bestandteil unveröffentlichter Fortbildungsunterlagen 2007, Schmieder Kliniken Konstanz

Stadie, N., Schröder, A. (2009): Kognitiv orientierte Sprachtherapie – Methoden, Material und Evaluation für Aphasie, Dyslexie und Dysgraphie. Urban & Fischer, Jena/München

Staiger, A., Aichert, I. (2010): Therapie der Sprechapraxie. Aphasie und verwandte Gebiete 25 (1), 27–46. In: *www.aphasie.org/upload/aphasie/files/Staiger-Aichert.pdf*, 07.03.2013

Stark, J. (1992a). ELA-Satzproduktionstest. Bösmüller, Wien. Zusammen mit Everyday Life Activities Photo Series erhältlich

Stark, J. (1992b). ELA-Satzverständnistest. Bösmüller, Wien. Zusammen mit Everyday Life Activities Photo Series erhältlich

Stark, J. (1992–1997): Everyday Life Activities Photo Series. Phoenix Software, Bonn

Storch, G., Weng, I. (2010a): Der situative Ansatz in der Aphasietherapie. Teil 1: Theoretische Konzepte, Kognitive Lernpsychologie und therapeutische Praxis. Forum Logopädie 24 (3), 14–20

Storch, G., Weng, I. (2010b): Der situative Ansatz in der Aphasietherapie. Teil 2: Sprachdidaktische Grundlagen für die therapeutische Arbeit. Forum Logopädie 24 (4), 22–29

Storch, G., Weng, I. (2009): Alltagssituationen in Bildern. Übungen. Storch, Stockach

Storch, G., Weng, I. (2003): Alltagssprache für Aphasiker. Ein Trainingsprogramm für die Eigenarbeit bei leichteren bis mittelschweren Sprachstörungen. Storch, Stockach

Strohner, H. (2006): Kommunikation. Kognitive Grundlagen und praktische Anwendungen. Vandenhoeck & Ruprecht, Göttingen

Sünderhauf, S., Rupp, E., Tesak, J. (2008): Supervidierte Teletherapie bei Aphasie: Ergebnisse einer BMBF-Studie. Forum Logopädie 22 (1), 34–37

Swinburn, K., Byng, S. (2006): The Communication Disability Profile. Connect Press, London

Tesak, J. (2007): Grundlagen der Aphasietherapie. 5. Aufl. Schulz-Kirchner, Idstein

Tesak, J. (2006): Einführung in die Aphasiologie. 2. Aufl. Thieme, Stuttgart

Trautmann-Sponsel, R. D. (1988): Definition und Abgrenzung des Begriffs Bewältigung. In: Brüderl, L. (Hrsg.): Theorien und Methoden der Bewältigungsforschung. Juventa, Weinheim, 14–24

van de Sandt-Koenderman, W. M. E. (2004): High-Tech AAC and Aphasia: Widening Horizons? Aphasiology 18 (3), 245–263

van de Sandt-Koenderman, W. M. E., Wiegers, J., Wielaert, S., Duivenvoorden, H. J., Ribbers, G. M. (2007): A Computerised Communication Aid in Severe Aphasia: An Exploratory Study. Disability and Rehabilitation 29 (22), 1701–1709

van der Meulen, I., van de Sandt-Koenderman, W. M. E. (2007): Scenario Test. Overall Communication in Severe Aphasia. Vortrag bei der Summer School of Clinical Linguistics „Aphasie im Alltag“, Würzburg. In: *www.bkl-ev.de/sommerschule/pdf/Sandt-Koendermann.pdf*, 13.02.2013

van der Meulen, I., van de Sandt-Koenderman, W. M. E., Duivenvoorden, H. J., Ribbers, G. M. (2010): Measuring Verbal and Non-Verbal Communication in Aphasia: Reliability, Validity, and Sensitivity to Change of the Scenario Test. International Journal of Language and Communication Disorders 45 (4), 424–436

van der Meulen, I., van Gelder-Houthuizen, J., Wielaert, S., van de Sandt-Koenderman, W. M. E. (2008): Handleiding Scenario-Test: Verbale en non-verbale communicatie bij afasie. Houten, Bohn Stafleu van Loghum

Vauth, F. (2003): Pantomimen als Therapiematerial zur Verbesserung konzeptuell- und lexikalisch-semantischer Störungen. In: Ostermann, F. (Hrsg.): Ohne Worte. Sprachverarbeitung und Therapie bei globaler Aphasie. Videoband. Borgmann, Dortmund

von Hinckeldey, S. (1983): Kommunikationstraining und Rollenspiel in einer Gruppentherapie für Aphasiker. Sprache Stimme Gehör 7 (3), 101–105

Weigl, I. (1979): Neuropsychologische und neurolinguistische Grundlagen eines Programms zur Rehabilitation aphasischer Störungen. In: Peuser, G. (Hrsg.): Studien zur Sprachtherapie. Fink, München, 491–514

Weikert, K. (Hrsg.) (2004a): Auf einmal hat sich alles geändert. Beratung bei psychosozialen Problemen von Aphasikern und ihren Angehörigen. Prolog, Köln

Weikert, K. (Hrsg.) (2004b): Zur psychosozialen Situation von Aphasikern und ihren Angehörigen. In: Weikert, K. (Hrsg.)

Wendlandt, W. (2003): Veränderungstraining im Alltag. Eine Anleitung zur In-vivo-Arbeit in Therapie, Beratung und Selbsthilfe. Thieme, Stuttgart

Winkelmann, A. (2000): Der pragmatische Ansatz in der Aphasietherapie. LOGOS Interdisziplinär 8 (3), 172–177

Worrall, L. (2000): A Conceptual Framework for a Functional Approach to Acquired Neurogenic Disorders of Communication and Swallowing. In: Worrall, L., Frattali, C. (Hrsg.): Neurogenic Communication Disorders. A Functional Approach. Thieme, New York, 3–18

Youmans, G., Holland, A., Munoz, M. L., Bourgeois, M. (2005): Script Training and Automaticity in Two Individuals with Aphasia. Aphasiology 19 (3), 435–450

Ziegler, W., Vogel, M. (2010): Dysarthrie. 2. Aufl. Thieme, Stuttgart

Sachregister

Leseprobe aus

Jürgen Steiner: Sprachtherapie bei Demenz

3.3 Sprachstrukturelle Aspekte

Die unterschiedlichen Demenzen und auch die Mischformen der Demenz (degenerativ-vaskulär) sind in ihrem Erscheinungsbild und ihrem Verlauf sehr unterschiedlich. Es können Symptome des Sprachabrufs von Symptomen des kommunikativen Vollzuges unterschieden werden. Beide Bereiche sind obligat gestört. Sprachstrukturell zeigen sich überwiegend Probleme der Einspeicherung von sprachlichen Inhalten (Sprachverständnisstörungen), abhängig von der Komplexität und der Länge der Äußerung sowie Wortwahl (hochfrequent versus niedrigfrequent). Als Besonderheit hierbei geht die Übertragungsleistung bei Mehrdeutigkeiten (Witze), bei Metaphern, Sprichworten und bei Ironie verloren. Es entstehen Störungen in der semantischen Organisation, d. h. das Abruftempo bzw. das Zusammenspiel von Aktivierung und Hemmung bei der Assoziation ist gemindert und die semantische Präzision und Differenzierung geht verloren (Oberbegriffe ersetzen genaue Bezeichnungen).

Es zeigen sich außerdem Probleme, Texte zu verstehen und Texte zu produzieren. Diese drei Problembereiche sind interagierende Systeme.

Ein Maß für die Störung der semantisch-produktiven Leistungen ist die Reduzierung der Wortabrufgeschwindigkeit und -menge, die als Testaufgabe Eingang in die Diagnostik gefunden hat. Die phonologische und syntaktische Realisierung bleibt in der Regel lange intakt, wenn aber Verben als Organisatoren des Satzes nur noch unscharf abgerufen werden können, kann es auch zu Verunsicherungen und Störungen in den Bereichen der Phonologie und des morpho-syntaktischen Systems kommen. Auf Textebene geht hörend und lesend sowie sprechend und schreibend der rote Faden verloren. Bezüglich der Schriftsprache ist vor allem ein allgemeiner Rückzug

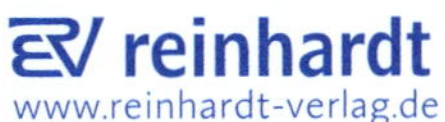

zu bemerken. Erst danach rücken Fehler ins Blickfeld. Die Schrift ist aber nicht nur durch Fehler gekennzeichnet (Auslassungen und Ersetzungen als Paragraphien); es zeigen sich vielmehr darüber hinaus konstruktive Störungen, die sich als ein verändertes Schriftbild, eine mangelhafte Blattaufteilung, eine Unschlüssigkeit, wo und wie auf dem Blatt überhaupt begonnen werden kann, äußern. Im späten Stadium sind alle Modalitäten des Sprachvollzuges erheblich beeinträchtigt.

3.4 Aspekte des Dialoges

Gespräche kommen zunächst einmal zu Stande durch den Wunsch, etwas von anderen Menschen zu erfahren, sich selbst mitzuteilen oder sich auszutauschen auf der Ebene der Information und/oder auf der Ebene der Beziehungsgestaltung. Hierzu müssen Themen initiiert werden. Eine kommunikative Reduziertheit und die verminderte Initiative zur Initiierung von Themen sind ein häufiges Erscheinungsbild bei Demenz. Deutliche Anzeichen sind Reduzierungen in der Bereitschaft zu grüßen und zu danken, Fragen zu stellen oder Hilfe einzufordern. Eine Einsilbigkeit der Antworten verweist ebenfalls häufig auf einen Abbau oder mindestens auf einen Rückzug. Gespräche zu führen bedingt, impliziten Erwartungen gerecht zu werden und das eigene Verhalten auf diese abzustimmen. Wir erwarten im Gespräch, dass

- ernstgemeinte Äußerungen der Normalfall sind und Ironie die Ausnahme,
- Signale des Verstehens beachtet werden und der Sprecher sich anpasst, indem er seine Sprechmenge dosiert und es gegebenenfalls bei einer Satzellipse belässt,
- das begonnene Thema geordnet weitergeführt wird und Themenwechsel angekündigt werden,
- unser Partner Pausen einräumt, um Raum für Kommentare oder eigene Redebeiträge zu geben, Missverständnisse geklärt werden.

Alle angegebenen Erwartungen können als Elemente einer Gesprächskooperation verstanden werden. Die Kooperation kann auch von Sprachgesunden verletzt werden; es ist die Menge oder die Qualität der Erwartungsverletzung, die wir als Störung wahrnehmen. Deutliche Störungen sind: Probleme mit der Themenkonstanz (diese wird auch als Störung der Kohärenz, der diskursiven Struktur oder einfach als „Beeinträchtigung des roten Fadens" bezeichnet), Probleme der Sprechmenge (gemeint sind Weitschweifigkeit oder Kargheit / Abwehr sowie das Wiederholen von Fragen, die bereits beantwortet wurden) und Störungen der Kooperationen der Pausengestaltung in Gesprächen (bezeichnet als Sprecherrollenwechsel oder als turntaking).

Leseprobe (S. 51 – S. 53) aus:

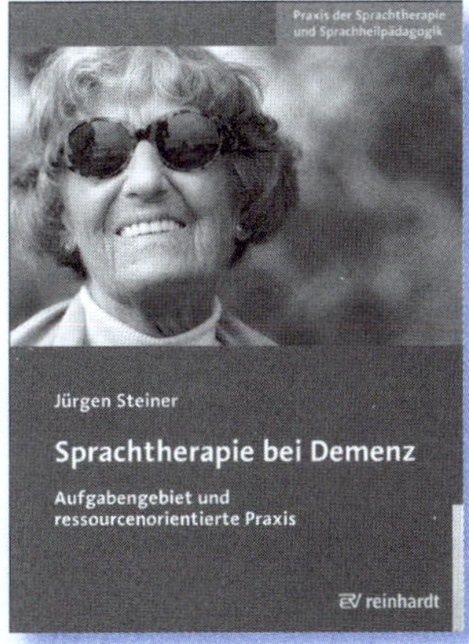

Jürgen Steiner
Sprachtherapie bei Demenz
Aufgabengebiet und ressourcenorientierte Praxis
(Praxis der Sprachtherapie und Sprachheilpädagogik; 5)
Mit einem Beitrag von T. Bur
2010. 164 Seiten. 18 Abb. 17 Tab.
(978-3-497-02174-1) kt

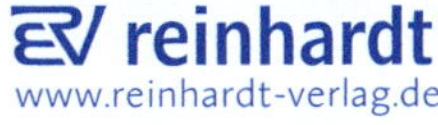